○×トライアル
はり理論・きゅう理論

王 暁明／浦田 繁 編著

医歯薬出版株式会社

編著

王　暁明（鈴鹿医療科学大学鍼灸学部　准教授）
浦田　繁（鈴鹿医療科学大学鍼灸学部　講師）

執筆協力者

中澤　寛元（鈴鹿医療科学大学鍼灸学部　講師）
武田　充史（鈴鹿医療科学大学鍼灸学部　助手）

序

　本書は，はり師・きゅう師国家試験受験者を対象にした「はりきゅう理論」における○×解答式の問題集です．「はりきゅう理論」の国家試験問題を概観しますと，知識の有無を単純に問うものから理解力・応用力を問う問題に変わりつつあります．そこでこれらの傾向に対処するためには，まず基本的な知識の整理・暗記が不可欠となります．よって本書では，「はりきゅう理論」の学習内容を8章に分割し，基本事項の確認・暗記を主眼に編集しました．加えて，理解力・応用力の向上を目指して単元ごとに応用問題を配置しました．さらに本科目では，生理学における神経生理および感覚生理の知識が不可欠であることから，神経生理については第9章「神経生理」としてまとめ，感覚生理については第6章中に必要と思われる内容を追加しました．これらにより，国家試験対策はもとより，平素の授業理解や定期試験にも活用していただければ幸いです．

　本書が皆さんの勉学の助けとなり，国家試験に無事合格されることを心から願ってやみません．

　最後に，本書を刊行するにあたり，多大な労をとっていただきました医歯薬出版竹内大氏，戸田健太郎氏に，心から厚く御礼申し上げます．

　　　　平成19年8月　　編著者および執筆協力者一同

本書の特徴と使い方

1. 本書は○×解答式の問題です．
2. 左側に問題，右側に解答と解説が示されています．
3. 問いごとに文章の正誤を判断します．
4. 解答が×である場合には，解説の下に赤字で正しい記述を示してあります．
5. 解説文中の重要な語句は赤字で示しました．添付の赤シートを用いると，穴埋め問題としても利用できます．
6. まず基本事項の確認を行い，不足している知識については徹底的に暗記してください．
7. 誤った場合には，解説文を熟読し，基本事項の理解に努めてください．
8. 基本事項をおさえた上で，応用力・理解力を試す意味で応用問題に進んでください．

参考図書（五十音順）
1. 教科書執筆小委員会：はりきゅう理論，医道の日本，2002．
2. 佐藤優子他：生理学．第2版，医歯薬出版，2003．
3. 本郷利憲他監修：標準生理学．第5版，医学書院，2000．

はり師・きゅう師国家試験における分野ごとの出題率

第1章　概論と鍼の基礎知識	4%
第2章　刺鍼の方式と術式	15%
第3章　灸の基礎知識と灸術の種類	17%
第4章　鍼灸の臨床応用	4%
第5章　リスク管理	15%
第6章　鍼灸治効の基礎	33%
第7章　鍼灸療法の一般治効理論	5%
第8章　関連学説	7%
合　計	100%

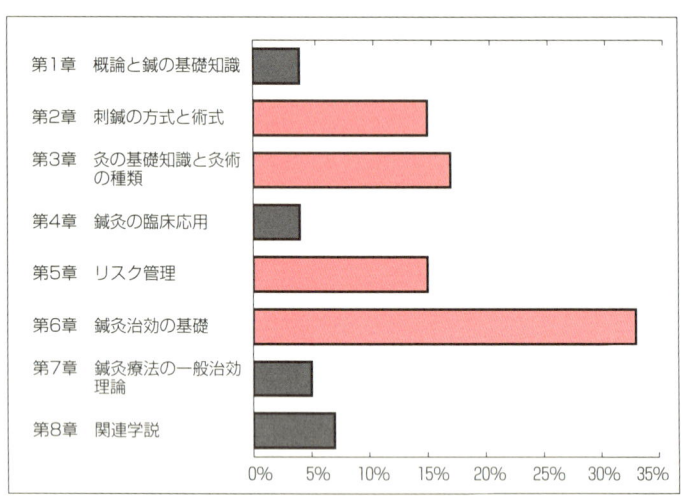

　国家試験における「はりきゅう理論」の出題数は，例年「はり理論」が10問，「きゅう理論」が10問の計20問になります．全体（160問）に対する割合は12.5％となり，得点源となる科目であることを示しています．上の表は，最近5年間の分野ごとの出題率を示しています．出題率が15％を越える章については，特に重点をおいて学習しましょう．

目　次

▼第1章　概論と鍼の基礎知識
1. 概要と用具 ……………………………………………………… 1
   - 1.1 鍼灸治療の意義と特徴　1.2 毫鍼の各部の名称
   - 1.3 鍼の長さの名称　1.4 鍼の太さの名称
   - 1.5 鍼尖形状の種類と特徴　1.6 鍼の材質と特徴
   - 1.7 応用問題
2. 古代九鍼など ………………………………………………… 12
   - 2.1 古代九鍼の概要　2.2 古代九鍼の分類
   - 2.3 九変に応ずる刺法（遠道刺, 絡刺, 分刺）
   - 2.4 九変に応ずる刺法（その他）　2.5 五　　刺
   - 2.6 十二刺　2.7 応用問題

▼第2章　刺鍼の方式と術式
1. 刺鍼の方式 …………………………………………………… 23
2. 刺鍼の術式 …………………………………………………… 24
   - 2.1 前・後揉法と切皮　2.2 押手と刺入法
   - 2.3 刺鍼中の手技（単刺術, 間歇術, 屋漏術など）
   - 2.4 刺鍼中の手技（乱鍼術, 管散術, 内調術など）
3. 特殊鍼法 ……………………………………………………… 33
4. 応用問題 ……………………………………………………… 34

▼第3章　灸の基礎知識と灸術の種類
1. 艾について …………………………………………………… 37
2. 艾の品質と種類, 線香 ……………………………………… 38

vii

3．有痕灸 ·· 40

4．無痕灸 ·· 41

5．応用問題 ·· 43

▼第4章　鍼灸の臨床応用

1．刺激量と感受性 ·· 45

2．鍼灸療法の適応症 ·· 48

3．鍼灸療法の禁忌 ·· 50

4．応用問題 ·· 52

▼第5章　リスク管理

1．過誤と副作用 ·· 53

　1.1　鍼療法　　1.2　灸療法

　1.3　応用問題

2．感　染 ·· 57

　2.1　感染様式　　2.2　病原微生物

　2.3　感染症対策　　2.4　応用問題

▼第6章　鍼灸治効の基礎

1．痛　覚 ·· 63

　1.1　痛みの種類　　1.2　求心性神経線維の種類と特徴

　1.3　痛覚の種類と特徴　　1.4　内因性発痛物質

　1.5　痛覚の伝導路と関連痛　　1.6　応用問題

2．温度覚，触圧覚，筋感覚 ································ 75

　2.1　温度感覚の受容　　2.2　触圧覚の受容

　2.3　筋の伸張刺激および筋の振動の受容　　2.4　応用問題

3．反　射 ·· 82

　3.1　反射について　　3.2　体性－運動反射

3.3　自律神経反射　　3.4　ヘッド帯・マッケンジー帯

　　3.5　鍼灸刺激と反射　　3.6　応用問題

　4．鍼鎮痛と鍼灸の治療的作用 ……………………………………… 95

　　4.1　鍼麻酔　　4.2　内因性鎮痛物質

　　4.3　鍼鎮痛・ゲートコントロール理論

　　4.4　鍼灸施術の治療的作用　　4.5　応用問題

▼第7章　鍼灸療法の一般治効理論

　1．自律神経と鍼灸 ………………………………………………… 105

　　1.1　自律神経の概要　　1.2　自律神経の生理的機能

　　1.3　自律神経系の化学的伝達と受容体

　　1.4　自律神経におよぼす鍼灸刺激の影響　　1.5　応用問題

　2．炎症と鍼灸 ……………………………………………………… 116

　　2.1　炎症の概要　　2.2　炎症反応

　　2.3　白血球の概要　　2.4　炎症における白血球の働き

　　2.5　応用問題

▼第8章　関連学説

　1．サイバネティックス，ホメオスターシス，緊急反応 … 125

　2．汎適応症候群の学説（ストレス学説）………………… 126

　3．過剰刺激症候群の学説（レイリー現象），圧発汗反射 … 127

　4．応用問題 ………………………………………………………… 130

▼第9章　神経生理

　1．神経系の基礎 …………………………………………………… 133

　　1.1　神経系の一般　　1.2　神経線維の興奮

　　1.3　興奮の伝導　　1.4　興奮の伝達

　　1.5　応用問題

2. 中枢神経系 ……141
- 2.1 中枢神経の一般 2.2 脳幹の機能
- 2.3 間脳と小脳の機能 2.4 大脳の機能
- 2.5 睡眠・脳波 2.6 応用問題

3. 末梢神経系 ……150
- 3.1 脳神経（第Ⅰ～第Ⅵ） 3.2 脳神経（第Ⅶ～第Ⅻ）
- 3.3 脊髄神経 3.4 応用問題

索引 ……157

第1章　概論と鍼の基礎知識

問　題　　　　解説と解答

1．概要と用具

1.1　鍼灸治療の意義と特徴

● 1　鍼灸は経験療法である．

① ヒトは痛みを覚えたとき，本能的にその部に手を当てたり揉んだり，火を利用して温熱刺激を与えて疼痛を軽減することを<u>経験</u>した．それらは治療として発展し，時間の経過とともにそれらの<u>経験</u>が集積されていったと考えられる．

○

● 2　鍼灸治療の思想背景には，陰陽論のみが関わっている．

② 鍼灸治療の思想背景には，陰陽論のみでなく，<u>五行論</u>や<u>気</u>の思想が深く関わっている．

陰陽論のみ → 陰陽論や五行論など　×

● 3　古代には，砭石と呼ばれる石を鍼として用いていた．

③ 古代の鍼としては，<u>砭石</u>や<u>竹鍼</u>などの使用が推察されている．

○

● 4　鍼術とは，一定の方式に従い，鍼を身体表面に穿刺刺入する施術である．

④ 鍼を穿刺刺入するばかりでなく，<u>接触</u>する方法も含まれる．

穿刺刺入 → 穿刺刺入または接触　×

1

第1章 概論と鍼の基礎知識

問　題	解説と解答

1.1 鍼灸治療の意義と特徴

● 5　鍼施術は，生体に機械的刺激を与えるものである．

⑤ 鍼を生体に接触することによる<u>触圧</u>刺激の側面と，刺入することによる<u>侵害</u>刺激の側面がある．

○

1.2 毫鍼の各部の名称

● 1　毫鍼の部位で，鍼を刺入または抜鍼時につまむ部分を鍼柄という．

① 鍼柄は刺鍼・抜鍼の際に術者がつまむ部分であり，<u>竜頭</u>とも呼ばれる．

○

● 2　毫鍼の部位で，生体に刺入される鍼柄以外の部分を鍼脚という．

② 生体に刺入される部分を<u>鍼体</u>という．<u>鍼脚</u>は，鍼体が鍼柄に組み込まれる部分で鍼根とも呼ばれる．

鍼脚 → 鍼体　×

● 3　毫鍼の部位で鍼根から鍼尖までの部分を穂という．

③ 穂は鍼根から鍼尖（穂先）にかけての部分で，身体に<u>刺入</u>される部分である．鍼体とも呼ばれる．

○

● 4　鍼体は竜頭とも呼ばれる．

④ 鍼体の別名は<u>穂</u>であり，鍼柄の別名が<u>竜頭</u>である．

竜頭 → 穂　×

● 5　弾入時に皮膚を切る部分を穂先という．

⑤ 穂先は鍼体の先端にあたる部分で，<u>鍼尖</u>とも呼ぶ．

○

第1章 概論と鍼の基礎知識

問題	解説と解答

● 6 毫鍼の鍼体と鍼柄の結合方式であるハンダ式は灸頭鍼に適している．

⑥ ハンダ式は鍼体と鍼柄とを合金により溶接固定したものであり，熱に弱いため灸頭鍼の使用には適さない．

適している → 適さない ×

● 7 鍼体を挿入した鍼柄を締め付けて鍼体を固定する結合方式をカシメ式という．

⑦ カシメ式は，鍼柄の孔に鍼体を挿入し鍼柄を締め付けることで鍼体を固定したもので，熱や張力に強いことから，灸頭鍼の使用に適している．

○

● 8 竜頭式とは，中国鍼に特有な鍼柄の形状である．

⑧ 竜頭式とは，ワイヤーを鍼体にコイル状に巻きつけた鍼柄のことで，中国鍼に特有な形状である．

○

● 9 理想的な鍼尖の特徴として，人体への刺入が容易なことがあげられる．

⑨ 鍼尖の形状により刺入時の痛みや刺入の容易さなどが決まる．理想的な形状としては，人体への刺入が容易であり，刺入痛がなく，耐久性が高いなどの特徴が考えられる．

○

1.3 鍼の長さの名称

● 1 毫鍼において，30 mm の鍼体長は尺貫法で1寸3分に相当する．

① 30 mm の鍼体長は，尺貫法では1寸に相当する．1寸から3分ずつ増えるごとに，鍼体長は 10 mm ずつ増える．

1寸3分 → 1寸 ×

第1章 概論と鍼の基礎知識

1.3 鍼の長さの名称

● 2 毫鍼において，尺貫法で3寸の鍼体長は90 mmに相当する．

② 尺貫法で1寸は30 mm，2寸は60 mm，3寸は90 mmである．

○

● 3 毫鍼では，尺貫法で3分長くなると，15 mmずつ鍼体長が増加する．

③ 尺貫法で3分長くなると鍼体長は10 mm増える．例えば，1寸が30 mm，1寸3分が40 mmである．

15 mm → 10 mm ×

● 4 0番鍼のことを短鍼という．

④ 0番鍼は直径0.14 mmの14号鍼のことをさし，毫鍼（霞鍼）とも呼ばれる．短鍼とは鍼体長が短い鍼の総称である．

短鍼 → 毫鍼（霞鍼） ×

● 5 毫鍼において，1寸6分の3番鍼といえば，60 mm 20号鍼をさす．

⑤ 1寸6分は50 mm，3番鍼は直径0.20 mmをさす．したがって50 mm 20号鍼となる．

60 mm → 50 mm ×

● 6 毫鍼において，40 mm 18号鍼といえば，1寸3分の2番鍼をさす．

⑥ 鍼体長40 mmは1寸3分，18号鍼は直径0.18 mmの2番鍼をさす．

○

第1章 概論と鍼の基礎知識

問　題　　　　解説と解答

要点チェック

■毫鍼の長さ
30 mm —— 1寸
40 mm —— 1寸3分
50 mm —— 1寸6分
60 mm —— 2寸
90 mm —— 3寸
※3分増加するごとに <u>10</u> mm ずつ増える．

1.4 鍼の太さの名称

● 1　毫鍼において，1番鍼といえば16号鍼をさす．

① 1番鍼は直径 0.16 mm であり，小数点以下をとって <u>16号鍼</u> と呼ぶ．

○

● 2　14号以下の鍼を毛鍼や霞鍼と呼ぶ．

② 14号鍼は鍼体径 <u>0.14</u> mm をさす．これらは毛鍼や霞鍼と呼ばれる．

○

● 3　毫鍼において，24号鍼の鍼体径は 0.24 mm である．

③ 24号鍼は鍼体径 <u>0.24</u> mm をさす．また24号鍼は <u>5</u> 番鍼と呼ばれる．

○

● 4　毫鍼では，番手が上がるごとに鍼体径が 0.04 mm ずつ増加する．

④ 鍼体径については，番手が上がるごとに <u>0.02</u> mm ずつ増加する．例えば，1番鍼は直径 0.16 mm，2番鍼は <u>0.18</u> mm，3番鍼は 0.20 mm である．

0.04 mm → 0.02 mm　×

第1章 概論と鍼の基礎知識

問題 　　　解説と解答

1.4 鍼の太さの名称

●5 中国鍼では号数が小さくなると，鍼体径は増加する．

⑤ 前問までの鍼体径についての記述は，国際的な基準にのっとったものであるが，<u>中国鍼</u>（おもに中国国内で用いられる毫鍼）は，号数と鍼体径が別の基準にのっとっている．例えば，30号鍼は直径0.32 mmであるが，29号鍼は直径<u>0.34</u> mm，28号鍼は直径0.38 mmと，号数が減ると鍼体径は<u>増加</u>する．

○

●6 中国鍼において，30号鍼は直径0.30 mmである．

⑥ 中国鍼においては，30号鍼の鍼体径は<u>0.32</u> mmである．鍼体径0.30 mmは31号鍼である．ちなみに国際的基準にのっとった毫鍼では，鍼体径0.30 mm（30号鍼）は<u>8</u>番鍼に相当する．

0.30 mm → 0.32 mm ×

●7 中国鍼は鍼管を使用し，管鍼法で刺入する．

⑦ 一般的に中国鍼は鍼管を使用せず，<u>撚鍼法</u>で刺入する．

使用し → 使用せず ×
管鍼法 → 撚鍼法

第1章 概論と鍼の基礎知識

要点チェック

■国際的基準と中国鍼の太さ（直径）の比較

	国際的基準	中国鍼
14号	0.14 mm（0番）	
16号	0.16 mm（1番）	
18号	0.18 mm（2番）	
20号	0.20 mm（3番）	
22号	0.22 mm（4番）	
24号	0.24 mm（5番）	
26号	0.26 mm（6番）	0.45 mm
28号	0.28 mm（7番）	0.38 mm
29号		0.34 mm
30号	0.30 mm（8番）	0.32 mm
31号		0.30 mm
32号	0.32 mm（9番）	0.28 mm
34号	0.34 mm（10番）	0.24 mm
35号		0.22 mm

※国際的基準では，号数と小数点以下が同一．（例：20号鍼＝直径 0.20 mm）
※国際的基準では，号数が1つ増えるごとに直径が 0.02 mm ずつ増える．
※中国鍼では，号数が増えると直径が細くなる．
※日本鍼は国際的基準にしたがっている．

第1章 概論と鍼の基礎知識

| 問　題 | 解説と解答 |

1 …1.5　鍼尖形状の種類と特徴

●1　スリオロシ形とは，鍼根から鍼尖にかけ順次細くなる鍼尖の形状をさす．

① スリオロシ形の鍼尖は，鍼体の<u>根部</u>より順次細くした形状であり，<u>打鍼法</u>に用いられる．

○

●2　スリオロシ形の毫鍼は刺入しやすく曲がりやすいが，疼痛を与えにくい特徴がある．

② スリオロシ形の毫鍼は，鍼体が順次<u>細く</u>なる形状であり，刺入しやすいが曲がりやすく，<u>疼痛</u>を与えやすい特徴がある．

疼痛を与えにくい → 疼痛を与えやすい　×

●3　ノゲ形とは，鍼尖の上部約1.5 mm のところから細くなる鍼尖の形状をさす．

③ ノゲ形の鍼尖は，鍼尖の上部約<u>1.5</u> mm のところから細くした形状を示す．

○

●4　ノゲ形の毫鍼は，刺入しやすく曲がりにくいが，疼痛を与えやすい特徴がある．

④ ノゲ形の毫鍼は刺入しやすく，スリオロシ形に比べ鍼尖までは<u>鍼体径</u>が一定なので<u>曲がり</u>にくい特徴がある．しかし<u>疼痛</u>を与えやすい欠点がある．

○

●5　鍼尖形状が卵形の毫鍼は，曲がりにくく刺入しにくい特徴があるが，刺入時に鈍痛感がまったくない．

⑤ 卵形の毫鍼は，ノゲ形と同様で鍼尖までの鍼体径が一定なので<u>曲がり</u>にくい特徴があるが，鍼尖形状がノゲ形に比べ鋭利ではないので<u>刺入</u>しにくく，<u>鈍痛感</u>を与えやすい．

鈍痛感がまったくない → 鈍痛感を与えやすい　×

第1章 概論と鍼の基礎知識

問　題	解説と解答

● 6 鍼尖の上方から順次細くして，ノゲ形と卵形の中間の形をした鍼尖の形状を松葉形という．

⑥ 鍼尖の上方から細くし，ノゲ形と卵形の中間であるものが松葉形である．刺入しやすく，比較的与える疼痛が少ない特徴を持つ．

○

● 7 松葉形の鍼尖形状を少し鋭利にしたものを柳葉形という．

⑦ 松葉形を少し鋭利にした鍼尖形状を柳葉形といい，撚鍼法に適している．

○

要点チェック

■鍼尖形状の特徴

形状	刺入	刺入痛	曲がりやすさ	刺法
スリオロシ形	容易	大	曲がりやすい	打鍼法（御園意斉）
松葉形	容易	小	曲がりにくい	管鍼法（杉山和一）
柳葉形	容易	小	曲がりにくい	撚鍼法（中国）
ノゲ形	容易	大	曲がりにくい	————
卵形	困難	大	曲がりにくい	————

1.6 鍼の材質と特徴

● 1 金鍼・銀鍼・ステンレス鍼において，最も高圧滅菌に耐えうるのは銀鍼である．

① 高圧滅菌や通電に最も耐えうるのはステンレス鍼である．

銀鍼 → ステンレス鍼　×

第1章 概論と鍼の基礎知識

問 題　　　　　解説と解答

1.6 鍼の材質と特徴

●2 金鍼・銀鍼・ステンレス鍼において，最も腐食しやすいのは金鍼である．

② 最も酸化し腐食しやすいのは<u>銀鍼</u>である．

金鍼 → 銀鍼　×

●3 金鍼の特長として，柔軟性・弾力性に富み，人体組織へのなじみが良いことがあげられる．

③ 金鍼は銀鍼やステンレス鍼に比べ，<u>柔軟性</u>・弾力性に富み，刺入しやすさから，人体組織へのなじみがよいとされる．しかし，最も<u>高価</u>であり，ステンレス鍼に比べると<u>耐久性</u>に劣る．

○

●4 ステンレス鍼は，刺入しやすいが折れにくく，高圧滅菌や通電に耐えうる特徴を持つ．

④ ステンレス鍼の利点として，金鍼や銀鍼に比べ，①<u>安価</u>である，②<u>刺入</u>しやすく折れにくい，③<u>腐食</u>しにくい（高圧滅菌や通電に最も耐える）といった点があげられる．しかし，欠点として他に比べ，柔軟性・<u>弾力性</u>に劣る．

○

1.7 応用問題

●1 鍼治療は，物理療法の1つである．

① 物理療法とは，生体の外部から与えられる<u>物理的刺激</u>を治療に応用したものである．鍼治療は，鍼を生体に接触または穿刺刺入することにより行われる施術であることから，生体外部から物理的刺激を加える<u>物理療法</u>の1つといえる．

○

第 1 章　概論と鍼の基礎知識

問　題	解説と解答

● 2　日本鍼において 16 号鍼は，20 号鍼より直径が 0.08 mm 小さい．

② 鍼体径の号数は，直径の<u>小数点以下</u>を表しており，16 号鍼の直径は <u>0.16</u> mm，20 号鍼の直径は 0.20 mm となる．したがって，その差は <u>0.04</u> mm である．

0.08 mm → 0.04 mm　×

● 3　日本鍼の 30 号鍼と中国鍼の 30 号鍼は，直径が等しい．

③ 日本鍼の 30 号鍼は直径 <u>0.30</u> mm，中国鍼の 30 号鍼は直径 <u>0.32</u> mm である．直径 0.30 mm の中国鍼は <u>31</u> 号鍼である．

中国鍼の 30 号鍼 → 中国鍼の 31 号鍼　×

● 4　中国鍼の 35 号鍼は，日本鍼の 24 号鍼より直径が細い．

④ 中国鍼の 35 号鍼は直径が <u>0.22</u> mm，日本鍼の 24 号鍼は直径が <u>0.24</u> mm である．日本鍼では号数が上がるごとに鍼体径は<u>増加</u>し，中国鍼では号数が上がるごとに鍼体径は<u>減少</u>する．30 号鍼以下では<u>中国鍼</u>の方が太く，31 号鍼以上では<u>日本鍼</u>の方が太い．

○

● 5　鍼尖形状がスリオロシ形の毫鍼は，刺入時に曲がりやすく疼痛を与えやすいが，卵形の鍼尖形状に比べ，刺入はしやすい．

⑤ <u>スリオロシ形</u>は鍼根部より順次細くした形状なので，曲がりやすく疼痛を与えやすい．しかし卵形に比べ鍼尖が鋭利であるため，刺入はしやすい．

○

● 6　衛生的に優れたディスポーザブル鍼の材質には，柔軟性や弾力性に富む銀が最もよく使用されている．

⑥ 一般的にディスポーザブル鍼は<u>ステンレス製</u>であることが多く，金鍼や銀鍼に比べ柔軟性や弾力性は劣るが，比較的安価に生産できる利点を持つ．

銀 → ステンレス　×

第1章　概論と鍼の基礎知識

問　題　　　解説と解答

2．古代九鍼など

2.1 古代九鍼の概要

● 1 『黄帝内経・素問・九鍼十二原篇』に記されている，当時中国で用いられた9種類の鍼を，古代九鍼という．

① 『黄帝内経・素問』ではなく，『黄帝内経・霊枢』に記されている．

素問 → 霊枢　×

● 2 古代九鍼の中で，刺入する鍼として使用されるのは，員利鍼，長鍼，大鍼の3つのみである．

② 古代九鍼の中で，刺入する鍼として分類されているのは，員（円）利鍼，長鍼，大鍼，そして毫鍼の4つである．

員利鍼，長鍼，大鍼の3つのみ → 員利鍼，長鍼，大鍼，そして毫鍼の4つ　×

● 3 古代九鍼の中で，破る鍼として使用されるのは，鋒鍼，鈹鍼の2つである．

③ 古代九鍼の中で，破る鍼として分類されているのは，鑱鍼，鋒鍼，鈹鍼の3つであり，皮膚切開を目的としたものである．

鋒鍼，鈹鍼の2つ → 鑱鍼，鋒鍼，鈹針の3つ　×

● 4 古代九鍼の中で，刺入しない鍼として使用されるのは，員鍼，鍉鍼の2つである．

④ 古代九鍼の中で，刺入しない鍼として分類されているのは，員（円）鍼と鍉鍼の2つで，双方とも刺入せず皮膚への触圧刺激を目的としたものである．

○

● 5 現在一般的に使用されている鍼の原型は，古代九鍼の員利鍼である．

⑤ 現在一般的に使用されている鍼は，古代九鍼の中の毫鍼から派生したものである．

員利鍼 → 毫鍼　×

12

2.2 古代九鍼の分類

● 1 古代九鍼の中で，摩擦や圧迫を目的に用いられるのは鈹鍼である．

① 鈹鍼は，摩擦や圧迫を目的とするものではなく，潰瘍に刺して膿を出すために用いられたとされている．したがって刺入しない鍼とされる員鍼または鍉鍼が妥当である．

鈹鍼 → 員鍼（または鍉鍼） ×

● 2 三稜鍼の原型は，古代九鍼の鈹鍼である．

② 三稜鍼の原型は，古代九鍼の中の鋒鍼から派生したといわれている．

鈹鍼 → 鋒鍼 ×

● 3 古代九鍼の長鍼は，皮膚切開に用いる．

③ 皮膚切開に用いたのは破る鍼なので，鑱鍼・鈹鍼・鋒鍼のいずれかになる．長鍼は刺入する鍼に分類される．

長鍼 → 鑱鍼（または鈹鍼，鋒鍼） ×

● 4 小児鍼に相当する古代九鍼は，員鍼と鍉鍼である．

④ 小児鍼は皮膚への触圧刺激を目的としたものであり，皮下に刺入したり皮膚を切り開くことには用いない．したがって刺入しない鍼に分類される員鍼と鍉鍼が妥当である．

○

● 5 古代九鍼の中で，刺絡用に用いられていたのは毫鍼である．

⑤ 刺絡用に用いられていたのは鋒鍼である．

毫鍼 → 鋒鍼 ×

● 6 古代九鍼において，毫鍼の長さは1寸3分であった．

⑥ 古代九鍼における毫鍼の長さは1寸6分である．

1寸3分 → 1寸6分 ×

第1章 概論と鍼の基礎知識

2.2 古代九鍼の分類

要点チェック

■古代九鍼の分類
皮膚を破る（切開する）鍼――――鑱鍼（ざんしん），鋒鍼（三稜鍼の原型，刺絡用），鈹鍼
生体に刺入する鍼――――――――員利鍼，毫鍼，長鍼，大鍼
生体に刺入しない鍼―――――――員鍼，鍉鍼

2.3 九変に応ずる刺法（遠道刺，絡刺，分刺）

● 1 九変に応ずる刺法とは，『黄帝内経・霊枢・官鍼篇』に記載された9種類の刺鍼法のことである．

① 臓腑・経絡・気血などの病態に対応する9種類の刺鍼法で九刺ともいう．

○

● 2 九変に応ずる刺法の中で，「病が上にあれば下に取り，府兪に刺す」とする刺鍼法は遠道刺である．

② 遠道刺は体幹部の病に対して，足の三陽経の経穴（府兪）に刺鍼する方法である．

○

● 3 刺絡とは，皮下の細静脈などを破り，皮膚外に血液を出すことである．

③ 刺絡は，絡刺または瀉血ともいう．血圧上昇，脳貧血，脚気による心悸亢進に用いられていた．

○

● 4 絡刺とは，絡脈・血絡の病に対して，その経脈上の部位で瀉血する方法である．

④ 経脈上ではなく，絡脈上にて瀉血する方法である．

経脈 → 絡脈　×

14

第1章 概論と鍼の基礎知識

問　題	解説と解答
● 5　絡脈とは経脈の支流である．	⑤ 問題文の通りであり，<u>小絡</u>・<u>血絡</u>ともいう．

○

| ● 6　筋の病変に対して，筋の分かれ目に刺鍼する方法を焠刺という． | ⑥ 問題文の内容は<u>分刺</u>の解説である．焠刺は筋のひきつれや痙攣に対して<u>火鍼（焼き鍼）</u>を刺す方法である． |

焠刺 → 分刺　×

| ● 7　毫鍼や員鍼を用いて分肉の間に刺鍼する刺法を分刺という． | ⑦ 分刺は<u>分肉の間</u>（筋の分かれ目）に刺鍼する刺法で，毫鍼や員鍼を用いて行われた． |

○

2.4　九変に応ずる刺法（その他）

| ● 1　鈹鍼を用いて排膿する方法を大瀉刺という． | ① 大瀉刺は膿のある部位を皮膚切開して<u>排膿</u>する方法である． |

○

| ● 2　皮膚上のしびれに対して，筋層まで刺鍼する方法を毛刺という． | ② 毛刺は皮膚上のしびれに対して，皮毛すなわち<u>皮膚浅層</u>に浅く刺鍼する方法である． |

筋層 → 皮膚浅層　×

| ● 3　焼き鍼のことを燔鍼とも呼ぶ． | ③ 焼き鍼は，<u>燔鍼</u>や<u>火鍼</u>とも呼ばれ，鍼尖を焼き，これを身体に刺入する方法である． |

○

第1章 概論と鍼の基礎知識

2.4 九変に応ずる刺法（その他）

● 4 巨刺は鍼刺激による治療作用の中の健部誘導法と同様な考えに立った治療方法である.

④ 巨刺は経脈の病のとき，その症状が身体の左側にあれば右側の経穴に，右側に病があれば左側の経穴に刺鍼する方法である.

○

● 5 燔鍼を用いるのは焠刺である.

⑤ 燔鍼は焼き鍼のことで，これらを用いて圧痛部を治療点としたのが焠刺である.

○

● 6 九刺における輸刺において，輸穴への刺法に用いられたのは毫鍼のみである.

⑥ 輸刺は，五臓の病のときに毫鍼・員鍼・鍉鍼などを用いて輸穴に刺激を与える刺法である.

毫鍼のみ → 毫鍼・員鍼・鍉鍼など ×

要点チェック

■九刺の要点
- 輸刺————五臓の病，五行穴に刺鍼
- 遠道刺———六腑の病，下合穴に刺鍼，健部誘導法
- 巨刺————左右刺
- 経刺————経脈の病，経脈に刺鍼
- 絡刺————絡脈の病，絡脈に瀉血（刺絡）
- 分刺————筋の病，分肉の間に刺鍼
- 焠刺————筋のしびれ・けいれん，燔鍼
- 毛刺————皮膚のしびれ，浅刺
- 大瀉刺———膿血を瀉す

第1章 概論と鍼の基礎知識

問　題	解説と解答

2.5 五　刺

●1　五刺とは，五臓の病変に応ずる刺鍼法である．

① 五臓に応ずる刺法とも呼ばれ，『黄帝内経・霊枢・官鍼篇』にその記載がある．

○

●2　脾または肌肉の病に対応した五刺は豹文刺である．

② 脾または肌肉の病に対応した五刺は合谷刺である．豹文刺は心または脈に対応した五刺である．

豹文刺 → 合谷刺　×

●3　肝の病に対応する五刺は関刺である．

③ 関刺は肝の病や筋の病に対応した五刺で，四肢の関節周囲に刺鍼する．

○

●4　病変部位の周囲の血脈を鍼で破り，うっ血を取り除く五刺を合谷刺という．

④ 合谷刺は，病変部位の周囲3カ所に鍼尖が斜め外向きになるように刺鍼する方法である．問題文の内容は豹文刺の解説である．

合谷刺 → 豹文刺　×

●5　鍼をごく浅く刺入し，素早く抜鍼する五刺を半刺という．

⑤ 問題文の通りであり，肺または皮膚に対応した五刺である．

○

●6　輸刺とは腎または骨に対応した五刺で，鍼を骨に達しないように刺入する方法である．

⑥ 輸刺は鍼を骨に達するように深く刺入する方法である．

達しない → 達する　×

17

2.5 五　刺

要点チェック

■五刺の要点
- 関刺————肝，筋
- 豹文刺———心，脈
- 合谷刺———脾，肌肉
- 半刺————肺，皮
- 輸刺————腎，骨

2.6 十二刺

● 1　『黄帝内経・霊枢・官鍼篇』に記載された鍉鍼の12種類の刺法を十二刺という．

① 鍉鍼ではなく毫鍼を用いた刺鍼法である．「十二経に応ずる刺法」または「十二節に応ずる刺法」ともいう．

鍉鍼 → 毫鍼　×

● 2　不定の痛みに対して，その痛みを追って刺鍼する十二刺を輸刺という．

② 輸刺は深部の熱証に用いる十二刺である．問題文の内容は報刺の解説である．

輸刺 → 報刺　×

● 3　慢性のしびれに対して2本の鍼を使用する十二刺を陰刺という．

③ 陰刺は腰や下肢の冷痛に使用する十二刺である．問題文の内容は傍鍼刺の解説である．

陰刺 → 傍鍼刺　×

第1章 概論と鍼の基礎知識

問 題	解説と解答

● 4 十二刺の中で5本の鍼を使用するのは斉刺である．

④ 斉刺は<u>3</u>本の鍼を使用する十二刺で，狭く深い<u>寒痛</u>に対する刺法である．

5本 → 3本 ×

● 5 筋肉の冷痛に使用する十二刺を浮刺という．

⑤ 浮刺は筋肉の<u>冷痛</u>や<u>痙攣</u>などに用いた刺法である．

○

● 6 骨痺に刺す十二刺を賛刺という．

⑥ 賛刺は膿血や腫瘍を<u>瀉す</u>刺法である．骨痺に刺すのは<u>短刺</u>である．

賛刺 → 短刺 ×

● 7 浅い寒痛に用いられる十二刺は揚刺である．

⑦ 揚刺は<u>広い</u>寒痛に対して5本の鍼を使用する刺法である．問題文の内容は<u>直鍼刺</u>の解説である．

揚刺 → 直鍼刺 ×

● 8 筋のしびれに対して用いる十二刺は恢刺である．

⑧ 恢刺は筋の<u>しびれ</u>に対して筋に刺す方法で，<u>動揺</u>手法にて行う刺鍼法である．

○

● 9 兪募配穴の基礎となった十二刺は，偶刺である．

⑨ 偶刺は<u>2</u>本（偶数）の鍼を刺鍼する方法で，背部と胸部の前後に1本ずつ行う刺法である．この前後配穴が<u>兪募配穴</u>の基礎となった．

○

2 古代九鍼など

2.6 十二刺

要点チェック

■十二刺の要点

偶刺————心痺，前後 2 本刺
報刺————不定疼痛
恢刺————筋痺
斉刺————狭く深い寒痛，3 本刺
揚刺————広い寒痛，5 本刺
直鍼刺———浅い寒痛
輸刺————深部の熱証，瀉法
短刺————骨痺
浮刺————筋の冷痛
傍鍼刺———慢性の痺，2 本刺
陰刺————寒厥，太谿刺
賛刺————膿血・腫瘍を瀉す

第1章　概論と鍼の基礎知識

| 問　題 | 解説と解答 |

2.7　応用問題

● 1　古代九鍼における員利鍼と員鍼では，生体に刺入しない鍼は員利鍼の方である．

① 古代九鍼において，員利鍼は生体に刺入する鍼，員鍼は鍉鍼とともに生体に刺入しない鍼に分類される．

員利鍼 → 員鍼　×

● 2　古代九鍼における鑱鍼・員鍼・大鍼の類似点は，補法に用いられたことである．

② 鑱鍼は皮膚を破る鍼であり，熱が皮膚にあり遊走するとき，その陽気を瀉すのに用いられた．員鍼は生体に刺入しない鍼であり，分肉の間をこすって気を瀉すのに用いられた．大鍼は生体に刺入する鍼であり，関節に水がたまって腫れているとき，これを瀉すのに用いられた．したがって3者の類似点は瀉法として用いられたことにある．

補法 → 瀉法　×

● 3　九刺における巨刺と経刺の類似点は，絡脈の病に用いられる点である．

③ 巨刺は経脈が病んでいるとき，健側に刺鍼する方法である．経刺は経脈が病んでいるとき，経脈上の反応点に刺鍼する方法である．したがって，両者の類似点は経脈の病に用いることである．

絡脈 → 経脈　×

● 4　九刺における遠道刺と巨刺の類似点は，遠隔部に刺鍼することである．

④ 遠道刺は病が上部（顔面部や体幹部など）にあるとき，膝周囲や下合穴など下肢に刺鍼する方法である．巨刺は健側に刺鍼する方法である．したがって，両者の類似点は患部より離れた遠隔部に刺鍼することである．

○

第1章 概論と鍼の基礎知識

2.7 応用問題

●5 九刺の焠刺と十二刺の恢刺の共通点は，骨痺に用いられた点である．

⑤ いずれの刺法も筋のひきつれや痛みといった筋痺に用いられたことである．また，五刺では，関刺が筋痺に用いられる刺法である．

骨痺 → 筋痺　×

●6 寒気のあるところに刺鍼する刺法には斉刺と揚刺があり，寒気の範囲が狭く深部にあるとき，その中心に1鍼するのは揚刺である．

⑥ 寒気の範囲が狭く深部にあるとき，その中心と両側に刺鍼するのが斉刺，寒気の範囲が広く大きいとき，その中心と四隅に刺鍼するのが揚刺である．また，寒気の浅いときに刺鍼するのが直鍼刺，厥冷のときに刺鍼するのが陰刺である．

揚刺 → 斉刺　×

●7 骨痺に用いられる刺法は，十二刺では短刺，五刺では輸刺である．

⑦ いずれも骨痺に用いられる刺法で，短刺では鍼を揺すりながら深く刺して骨に至らせ，輸刺ではまっすぐに深く骨まで刺入する．

○

●8 五刺において筋層へと刺入する刺法は，半刺と豹文刺である．

⑧ 筋層へと刺入する方法は，関刺・輸刺・合谷刺の3つである．とくに輸刺は骨に至るまで刺入する．

半刺と豹文刺 → 関刺と輸刺と合谷刺　×

第2章　刺鍼の方式と術式

問　題　　　　　解説と解答

1．刺鍼の方式

● 1　鍼管を用いず刺手をひねって鍼を刺入する方法を撚鍼法という．

① 中国に発祥した撚鍼法はこの方式により行われ，日本に伝来し杉山和一による管鍼法が広まるまではその主流をなしていた．中国では，現在でも用いられている．

○

● 2　撚鍼法に適した鍼尖形状は，松葉形である．

② 撚鍼法に適しているのは柳葉形であり，松葉形は管鍼法に適している．

松葉形 → 柳葉形　×

● 3　撚鍼法は御園意斉の創案といわれる鍼法である．

③ 御園意斉の創案といわれるのは打鍼法である．打鍼法は，おもに腹証から腹部の治療を行うときに用いられる刺鍼法で，小槌で鍼柄を叩打しながら刺入する方法である．

撚鍼法 → 打鍼法　×

● 4　打鍼法は杉山和一により創始されたもので，鍼管を用いることで刺入を容易にした鍼法である．

④ 江戸時代に杉山和一により創始されたのは，鍼管を用いた弾入により鍼を刺入する方法の管鍼法である．現在の日本では，ほとんどがこの方式を用いている．

打鍼法 → 管鍼法　×

23

問 題	解説と解答
● 5 打鍼法で用いられる鍼の鍼尖形状は柳葉形である.	⑤ 打鍼法に適した鍼尖形状はスリオロシ形である. 柳葉形は撚鍼法に適している.

柳葉形 → スリオロシ形　×

● 6 日本で創始された刺鍼の術式は撚鍼法である.	⑥ 日本で創始されたのは,杉山和一の管鍼法と御薗意斉の打鍼法である. 撚鍼法は中国に由来する.

撚鍼法 → 管鍼法（または打鍼法）　×

● 7 管鍼法で用いられる鍼の鍼尖形状は松葉形である.	⑦ 鍼管を用いて鍼を刺入する管鍼法に適した鍼尖形状は松葉形といわれる. 鍼尖形状と刺鍼法の対応は,スリオロシ形－打鍼法,松葉形－管鍼法,柳葉形－撚鍼法となる.

○

● 8 中国鍼の刺入の特徴として,鍼管を用いない打鍼法が多い.	⑧ 中国鍼では,鍼管を用いず刺手をひねりながら鍼を刺入する撚鍼法が一般的である. 打鍼法は,鍼柄の先端を特殊な小槌で数回叩打して刺入する方法である.

打鍼法 → 撚鍼法　×

2．刺鍼の術式

2.1　前・後揉法と切皮

● 1 刺鍼の前または後に刺鍼部位を指頭で押圧することをそれぞれ前揉法・後揉法という.	① 押圧は,取穴した部位に押手の母指または示指の指腹で皮膚面を輪状に揉圧するのがよいとされる.

○

第2章 刺鍼の方式と術式

問　題	解説と解答

● 2　前揉法の作用としては，鍼刺入の予告と，刺鍼部を緊張させ刺入を容易にする効果があげられる．

② 前揉法の作用としては，①刺入の<u>予告</u>，②刺鍼部の緊張を<u>緩和</u>させ刺激に慣らす（刺入を容易にする），の2点がある．

刺鍼部を緊張 → 刺鍼部の緊張を緩和　×

● 3　後揉法の作用として，抜鍼後の遺感覚の除去や出血の防止があげられる．

③ 前揉法・後揉法とも刺鍼の際に行うべき手技ではあるが，<u>瀉法</u>的刺激の場合には刺鍼部に後揉法を行わず，刺入部位を開放する．

〇

● 4　古典的鍼法における補瀉の理論に基づいた場合，補法的刺激では前揉法や後揉法を行わない．

④ 補法では，刺入部位を<u>開放</u>させないよう<u>後揉法</u>をしっかりと行う必要がある．

行わない → 行う　×

● 5　切皮とは，鍼尖によって皮膚表面を切ることであり，穿皮ともいう．

⑤ 切皮とは皮膚に接している<u>鍼尖</u>により皮膚表面を切ることであり，管鍼法の場合には<u>弾入</u>行為がそれにあたる．患者に与える安心感からも切皮は無痛で行うことが求められる．

〇

● 6　鍼柄の頭を指頭でたたいて切皮することを弾入という．

⑥ <u>弾入</u>は，鍼管を用いて鍼を<u>刺入</u>する際に必ず行う動作である．

〇

第2章 刺鍼の方式と術式

問題　　　解説と解答

2.2 押手と刺入法

● 1 母指と示指で円を作りながら鍼体を保持する押手のことを，半月の押手という．

① 刺鍼動作のときに鍼や鍼管を保持する押手は，母指と示指で鍼をつまむ形が半円のときは半月の押手，円のときは満月の押手という．

半月 → 満月　×

● 2 押手のうち，母指と示指で鍼体をつまむ圧を水平圧という．

② 押手の母指と示指で鍼体をつまむ圧のことを水平圧または左右圧という．この圧は，鍼の進退や保持を円滑に行うためのものであり，適度な圧を一定してかける必要がある．

○

● 3 押手の垂直圧の原則として，刺鍼に際して加える圧を少しずつ増加させるのがよいとされる．

③ 鍼体をつまむ母指と示指で刺鍼部位にかける圧を垂直圧という．この圧は，刺鍼中一定であることが望ましい．

少しずつ増加させる → 一定に保つ　×

● 4 押手のうち，鍼体をつまんだ母指と示指で刺鍼部位にかける圧を周囲圧という．

④ 鍼体をつまむ母指と示指で刺鍼部位にかける圧を上下圧（または垂直圧）という．周囲圧とは，押手のうち中指・薬指・小指といった鍼体をつまむ以外の指や小指球全体で患者にかける圧のことである．

周囲圧 → 上下圧（または垂直圧）　×

● 5 押手で周囲圧に相当するのは，垂直圧である．

⑤ 周囲圧の同義語は固定圧，上下圧の同義語は垂直圧，左右圧の同義語は水平圧である．

垂直圧 → 固定圧　×

第2章 刺鍼の方式と術式

問　題	解説と解答
● 6　鍼を半回転ずつさせながら刺入する方法を送り込み刺法という．	⑥ 刺入に際して鍼を半回転させながら行うのが旋撚刺法．刺手の母指と示指で送り込むように行うのが送り込み刺法である．

送り込み刺法 → 旋撚刺法　×

| ● 7　皮膚面に対して30度〜60度ほどの角度で鍼を刺入することを横刺という． | ⑦ 皮膚面に対して鍼を直角に刺入するのが直刺．皮膚面に対して30度〜60度の角度で斜めに刺入するのが斜刺，皮膚面にほぼ平行に刺入するのが横刺である． |

横刺 → 斜刺　×

要点チェック

■押手の圧
　左右圧（水平圧）――――母指と示指で鍼体をつまむ圧
　上下圧（垂直圧）――――母指と示指で刺鍼部にかける圧
　周囲圧（固定圧）――――母指と示指以外で刺鍼部周囲にかける圧

第2章 刺鍼の方式と術式

| 問 題 | 解説と解答 |

2.3 刺鍼中の手技（単刺術，間歇術，屋漏術など）

● 1　鍼を目的の深さまで刺入したらすぐに抜除する，軽刺激を目的に行われる手技を単刺術という．

① 単刺術では，できるだけ鍼を動揺進退させずに扱うのが理想である．

○

● 2　鍼が目的の深さに達したら，半分抜いてしばらくそこに留め，また前の深さまで刺入し，しばらく留めることを繰り返す手技を雀啄術という．

② 問題文の内容は間歇術の説明である．雀啄術は，鍼を一定の深さに刺入してから，雀が啄むように鍼体を上下させる方法である．

雀啄術 → 間歇術　×

● 3　刺入する目的の深さの1/3に達したら雀啄し，さらに1/3刺入し雀啄，そして目的の深さで雀啄を行う手技を間歇術という．

③ 問題文の内容は刺入時における屋漏術の説明である．抜鍼時は刺入時と逆の操作を行う．

間歇術 → 屋漏術　×

● 4　目的の深さまで刺入した鍼の鍼柄を刺手でつまみ，鍼を振動させる手技を振せん術という．

④ 刺入した鍼に振動や動揺を与える手技としては，その他に副刺激術（気拍法）・示指打法・内調術があげられる．

○

● 5　刺入時または抜鍼時に，鍼を左右に半回転ずつ交互にひねりながら行う手技を回旋術という．

⑤ 問題文の内容は旋撚術の解説である．回旋術は，左または右のどちらか一方向に回しながら刺入したり，一定の深さで一方向に回転させる手技である．

回旋術 → 旋撚術　×

第2章 刺鍼の方式と術式

問 題	解説と解答

● 6 刺入した鍼の周囲の皮膚を鍼管や指頭で叩く手技を副刺激術という．

⑥ 刺入された鍼の周囲を刺激することで，ひびきを誘発させる方法である．

○

● 7 一定の深さに刺入した鍼に鍼管をかぶせ，弾入のように鍼管の上端を叩く方法を管散術という．

⑦ 鍼を刺入し，かぶせた鍼管の上端を叩くのが示指打法，鍼を刺入せずに鍼管の上端を叩くのが管散術である．

管散術 → 示指打法 ×

2.4 刺鍼中の手技（乱鍼術，管散術，内調術など）

● 1 雀啄の手技が含まれるのは間歇術である．

① 間歇術は，刺入深度を変えて置鍼術を繰り返す方法である．雀啄の手技が含まれるのは，屋漏術や乱鍼術である．

間歇術 → 屋漏術（または乱鍼術） ×

● 2 副刺激術の別称は気拍法である．

② 刺入した鍼周囲の皮膚に刺激を与える手技には副刺激術（気拍法）・示指打法がある．副刺激術は直接皮膚表面を鍼管または指頭で刺激し，示指打法では，鍼にかぶせた鍼管を叩打することで皮膚を刺激する．

○

● 3 施術部位に，弾入の要領で鍼管の上端を叩打するだけで鍼を使用しない手技を，内調術という．

③ 問題文の内容は管散術の解説である．内調術は刺入した鍼の鍼柄を鍼管で叩打する手技で，管散術と異なり鍼を刺入する．

内調術 → 管散術 ×

29

第2章 刺鍼の方式と術式

問 題　　　　解説と解答

2.4 刺鍼中の手技（乱鍼術，管散術，内調術など）

● 4 刺鍼しようとする皮膚に対し，弾入だけを何回も繰り返し行う手技を細指術という．

④ 細指術は弾入動作を繰り返す手技で，切皮動作を繰り返すことになる．

○

● 5 鍼管を用いて刺激を与える手技は，副刺激術と示指打法のみである．

⑤ 鍼管の上端を弾入の要領で叩打する手技が示指打法と管散術，刺入した鍼の鍼柄を鍼管で叩打する手技が内調術，刺入した鍼の周囲を鍼管で叩打する手技が副刺激術（気拍法）である．したがって，鍼管を用いて刺激を与える手技は，示指打法・管散術・内調術・副刺激術の4種類となる

副刺激術と示指打法のみ → 示指打法と管散術と内調術と副刺激術の4つ　×

● 6 呼吸運動にあわせて鍼の刺入と抜除を行う手技を随鍼術という．

⑥ 患者の呼吸にあわせ，呼気のときに刺入し，吸気のときに鍼を抜く．

○

● 7 鍼尖を皮下にとどめ，押手や刺手とともに皮膚を縦横や輪状に移動させ皮膚に刺激を与える方法を刺鍼転向法という．

⑦ 問題文の内容は鍼尖転移法の解説である．刺鍼転向法は刺入した鍼を皮下まで引き抜き，方向を変えて刺入する方法である．

刺鍼転向法 → 鍼尖転移法　×

第2章 刺鍼の方式と術式

問 題　　　解説と解答

● 8　刺鍼をしない手技は，副刺激術である．

⑧　「刺鍼をしない」つまり「鍼を使用しない」手技は，管散術のみである．管散術は，施術部位に鍼管をたて，弾入の要領で鍼管上端を叩打するのみの手技である．副刺激術は，刺入した鍼の周囲を鍼管や指頭で叩打する手技で，刺鍼は行う．

副刺激術 → 管散術　　×

要点チェック

■現行十七術の分類

単刺術――――――刺入して抜鍼
置鍼術――――――刺入して留置
旋撚術――――――半回転
回旋術――――――一方向回転
随鍼術――――――呼気刺入，吸気抜鍼（呼吸補瀉の補法）
雀啄術――――――上下運鍼
間歇術――――――上下置鍼
屋漏術――――――３段階で雀啄
振せん術―――――刺手で振動
管散術――――――鍼管をたて弾入動作（刺鍼せず）
細指術――――――弾入と切皮の反復
内調術――――――鍼管で動揺
副刺激術（気拍法）―刺鍼部周囲を叩打
示指打法―――――鍼管をかぶせて叩打
鍼尖転移法――――刺鍼部皮膚を動揺
刺鍼転向法――――方向を変えて刺入
乱鍼術――――――複数の手技

2.4 刺鍼中の手技（乱鍼術，管散術，内調術など）

要点チェック

■現行十七術の特徴

特　　徴	手　　技
鍼に振動や動揺を与える	振せん術，内調術，副刺激術，示指打法
刺入深度を変える	雀啄術，間歇術，屋漏術，刺鍼転向法
鍼を回転させる	旋撚術，回旋術
雀啄を行う	雀啄術，屋漏術
刺鍼しない	管散術
抜鍼困難	示指打法，副刺激術

3. 特殊鍼法

● 1 小児鍼は刺激方法から，接触鍼と摩擦鍼の2種類に分類される．

① 接触鍼としては集毛鍼，振子鍼，いちょう鍼があげられ，摩擦鍼としては車鍼（ローラー鍼），いちょう鍼，うさぎ鍼があげられる．

○

● 2 小児鍼が効果的な小児神経症は，疳虫とも呼ばれる．

② 小児鍼は生後2週間から小学生がおもな対象である．経験的に用いられている病態に小児神経症（疳虫）・夜泣き・不機嫌・奇声・夜驚・食思不振などがあげられる．

○

● 3 小児鍼は鍼刺激に過敏な患者にも応用できる．

③ 小児鍼は皮膚への触圧刺激を主体とした施術法であるため，鍼刺激に過敏な成人や鍼の刺入に抵抗感をもつ患者に応用されることがある．

○

● 4 長さ3～7mmといった短い鍼を皮内に水平に刺入し長時間留置することで持続的な刺激を与える特殊鍼を皮内鍼という．

④ 皮内鍼は鍼体が短く，筋層へは刺入せず皮内に長時間留置し刺激する方法である．鍼柄は円形（リング型）か板状（平軸型）で，体内に入らないように工夫されている．

○

● 5 画鋲状になった短い鍼を垂直に刺入し，持続的な刺激を与える特殊鍼を円皮鍼という．

⑤ 円皮鍼は皮内鍼同様，持続的な刺激を目的に行われる方法で，鍼体が体内に入りこまないように鍼柄の部分が画鋲状になっている．

○

第2章　刺鍼の方式と術式

問　題	解説と解答

● 6　円皮鍼の発案者は赤羽幸兵衛である．

⑥ 赤羽幸兵衛の発案は皮内鍼といわれている．

円皮鍼 → 皮内鍼　×

● 7　灸頭鍼では，鍼柄がハンダ式のものを用いる．

⑦ 灸頭鍼に用いる鍼は，鍼柄が金属でカシメ式がよいとされている．ハンダ式は，熱により鍼根部で鍼体と鍼柄が分離するおそれがある．

ハンダ式 → カシメ式　×

● 8　三稜鍼は一般的に耳鍼療法に用いられる．

⑧ 三稜鍼は刺絡療法などで用いられる鍼であり，一般的に耳鍼療法には用いない．

用いられる → 用いない　×

● 9　集毛鍼とは，数本の毫鍼を束ね，その鍼尖で皮膚上を刺激するものである．

⑨ 問題文の通りである．梅花鍼や七星鍼などは，中国で使用されている集毛鍼である．

○

4．応用問題

● 1　撚鍼法は，鍼尖が松葉形の鍼と鍼管を用いることにより，弾入時の切皮痛を軽減させ刺入を容易にした刺鍼の方式である．

① 問題文は杉山和一の創始した管鍼法の解説である．撚鍼法は，現在でもおもに中国で行われている刺鍼の方式で，鍼管を用いず，鍼尖が柳葉形の鍼を刺手をひねって刺入する．

撚鍼法 → 管鍼法　×

第2章 刺鍼の方式と術式

問　題	解説と解答
● 2　押手の母指と示指でかける圧は，左右圧のみである．	②　押手の母指と示指がかける圧としては，鍼体をつまむときにかける左右圧（水平圧）と刺鍼部位にかける上下圧（垂直圧）の2つがある．その他の指は，刺鍼部周囲に周囲圧（固定圧）をかける．

左右圧のみ → 左右圧と上下圧　×

| ● 3　鍼管の上端を叩打する手技は，示指打法のみである． | ③　鍼管の上端を叩打する手技には，示指打法と管散術がある．示指打法は刺鍼した鍼に鍼管をかぶせ，その鍼管の上端を叩打する手技であり，管散術は刺鍼せず鍼管のみをたて，その鍼管の上端を叩打する手技である．したがって両者の違いは刺鍼の有無であり，鍼管の上端を叩打する点は同じである． |

示指打法のみ → 示指打法と管散術　×

| ● 4　細指術は，撚鍼法から派生したものである． | ④　現行十七術の1つである細指術は，杉山流管鍼法の十八手技から派生したものであり，撚鍼法から派生したものではない．また，細指術は弾入と切皮を繰り返す手技であり，鍼管を用いることから，鍼管を用いない撚鍼法とは無縁である． |

撚鍼法 → 管鍼法　×

| ● 5　間歇術と屋漏術の共通点は，刺入深度を変えて手技を行う点である． | ⑤　間歇術は刺入深度を変えて置鍼を繰り返す手技であり，屋漏術は刺入深度を変えて雀啄を繰り返す手技である．したがって，両者の共通点は刺入深度を変えて置鍼術または雀啄術を加える点にある． |

○

第2章 刺鍼の方式と術式

問　題	解説と解答
●6 皮内鍼は，筋層へと刺入しない置鍼術といえる．	⑥ 皮内鍼は細く短い鍼を皮内に水平に刺入し留置することで持続的な刺激を与えるものである．したがって筋層へと刺入しない置鍼術といえる．

○

| ●7 鍉鍼を用いて回旋術を行うことがある． | ⑦ 鍉鍼の鍼尖は丸みを帯びた形状をしており押圧刺激に用いることから，生体に刺入することはない．よって，生体内に鍼体を刺入し，その鍼体を一定方向に回旋させる回旋術は不可能である． |

がある → はない　×

| ●8 内調術と振せん術の共通点は，鍼に振動や動揺を与える点である． | ⑧ 内調術は刺入した鍼の鍼柄を鍼管で叩打し，その鍼体に動揺や振動を与える手技であり，振せん術は刺入した鍼の鍼柄を刺手でつまみ，鍼に動揺や振動を与える手技である．したがって，両者の共通点は刺入した鍼に振動や動揺を与える点にある． |

○

第3章　灸の基礎知識と灸術の種類

問　題　　　　　解説と解答

1．艾について

●1　艾の材料として用いられるヨモギの生産量は，新潟県が最も多い．

① 艾（もぐさ）の材料となるヨモギは山野に自生するキク科の多年生植物である．全国でみられるが，生産量は新潟県が第1位である．

○

●2　艾の主成分はヨモギの葉の裏面にある腺毛のみである．

② ヨモギの葉の裏面にある毛茸と腺毛が艾の主成分となる．

腺毛のみ → 毛茸と腺毛　×

●3　ヨモギの腺毛には揮発性の精油が含まれており，主成分はチネオールである．

③ 腺毛の燃焼により艾独特の芳香が発せられる．

○

●4　一般的に冬期に採集したヨモギが，艾に用いられる．

④ 5月から8月頃に採集されたヨモギを用いる．製造過程で数段階の品質に分けられ，使用目的に合わせて使用される．

冬期 → 5月から8月頃　×

2．艾の品質と種類，線香

問題	解説と解答
1　良質な艾ほど，芳香がよく，黒褐色を示す．	① 良質な艾ほど不純物が少ないため，毛茸や腺毛の本来の色彩に近い淡黄白色を示す．
	黒褐色 → 淡黄白色　×
2　粗悪な艾ほど，繊維が粗く，手触りも悪く固い．	② 粗悪な艾ほど不純物の混入が多いため繊維が粗く，手触りも悪く固いため指でひねって艾炷を作製するのに不向きである．
	○
3　粗悪な艾ほど不純物が多く，燃焼時，煙と灰が多い．	③ 燃焼の時に煙や灰が多いのに加え，熱感が強いのが粗悪な艾の特徴である．
	○
4　良質な艾ほど，燃焼時の熱感が強い．	④ 良質な艾ほど不純物が少なく，燃焼時の熱感が穏やかである．
	熱感が強い → 熱感が穏やか　×
5　艾をあらかじめ一定の太さで円柱状の艾炷にしたものを散り艾という．	⑤ 一定の太さで円柱状にしたものを切り艾という．散り艾とは，透熱灸や知熱灸などで用いられる指で適宜ひねって作製される艾炷のことである．
	散り艾 → 切り艾　×
6　隔物灸や灸頭鍼など，間接的に熱刺激を与える灸法では，比較的粗悪な艾が適する．	⑥ 隔物灸や灸頭鍼，温灸では，火力が強く経済的な粗悪な艾が適している．
	○

第3章　灸の基礎知識と灸術の種類

問　題	解説と解答
● 7　線香はタブやスギの葉が主原料である．	⑦　線香はタブの樹皮や葉，スギの葉などの粉末を主原料とし，それに着色料・香料を混合して乾燥させたものである．無臭で灰が少なく着火しやすいものが望ましい．

○

要点チェック

■艾の鑑別

良質艾	粗悪艾
芳香が良い	青臭い
手触りがよく柔らかい	手触りが悪く固い
淡黄白色	黒褐色
繊維が細かい	繊維が粗い
不純物が少ない	不純物が多い
煙と灰が少ない	煙と灰が多い
熱感が緩和	熱感が強い

第3章 灸の基礎知識と灸術の種類

問　題　　　　　解説と解答

3．有痕灸

● 1　円錐形や円柱形にした艾の小塊を艾炷という．

① 透熱灸や知熱灸では，<u>米粒</u>大の艾炷が一般的に用いられる．

○

● 2　有痕灸とは灸痕を残す施灸法の総称である．

② 灸痕とは<u>火傷痕</u>のことである．

○

● 3　有痕灸により引き起こされる火傷は，第Ⅲ度以上である．

③ <u>有痕灸</u>とは灸痕を残すような施灸法の総称であり，灸痕とは火傷痕のことをさす．火傷は第Ⅰ度：紅斑，第Ⅱ度：<u>水泡</u>形成，第Ⅲ度：痂皮形成，第Ⅳ度：炭化に分類され，火傷痕は一般的に第<u>Ⅱ</u>度以上をさす．したがって，有痕灸により引き起こされる火傷は，火傷痕から第<u>Ⅱ</u>度以上といえる．

第Ⅲ度 → 第Ⅱ度　×

● 4　米粒大や半米粒大程度の艾を直接皮膚上で燃焼させ，八分ないしは九分ほどで消火する灸法を透熱灸という．

④ 八分ないしは九分ほどで消火する灸法は<u>知熱灸</u>であり，完全に燃焼させるのが<u>透熱灸</u>である．また，知熱灸は<u>無痕灸</u>に分類され，透熱灸は有痕灸に分類される．

透熱灸 → 知熱灸　×

第3章　灸の基礎知識と灸術の種類

| 問　題 | 解説と解答 |

● 5　イボやうおの目などを治療する際，局所に直接施灸することにより組織を破壊し，痂皮が自然に落ちて治癒するのを待つ灸法を打膿灸という．

⑤　問題文の内容は焦灼灸の解説である．打膿灸は，小指大から母指頭大の艾炷を皮膚上で燃焼させ火傷をつくり，化膿を促す灸法である．

打膿灸 → 焦灼灸　×

4．無痕灸

● 1　艾を患部から距離をおいて燃焼させ，輻射熱で温熱刺激を与える灸法を温灸という．

①　問題文の通りである．温灸には，棒灸や温筒灸などが含まれる．また，温灸は知熱灸や隔物灸とともに無痕灸に含まれる．

○

● 2　艾を用いない灸としては塩灸があげられる．

②　艾を使用しない灸としては，水灸，漆灸，紅灸，油灸，硫黄灸などがある．塩灸は下痢などのときに臍部に塩を盛り，その直上で艾を燃焼させる施灸法であり，隔物灸に含まれる．

塩灸 → 水灸（または，漆灸，紅灸，油灸，硫黄灸など）　×

● 3　知熱灸では，米粒大や半米粒大の艾炷を皮膚上で完全に燃焼させる．

③　皮膚上で完全に燃焼させるのは透熱灸である．知熱灸では，術者の母指と中指で艾炷を包み，完全に燃焼する前に消火する．

完全に燃焼させる → 完全に燃焼させない　×

第3章 灸の基礎知識と灸術の種類

問題	解説と解答

3　無痕灸

● 4　隔物灸は無痕灸に含まれる．

④ 無痕灸とは灸痕を残さない施灸法の総称であり，直接皮膚上で艾を燃焼させない施灸法が含まれる．一般的には，知熱灸・温灸・隔物灸が含まれる．艾を使用しない灸法も無痕灸に含むことがある．

○

● 5　無痕灸により引き起こされる火傷は，第Ⅱ度以上である．

⑤ 無痕灸とは灸痕を残さないような施灸法の総称である．火傷は第Ⅰ度：紅斑，第Ⅱ度：水泡形成，第Ⅲ度：痂皮形成，第Ⅳ度：炭化に分類されるので，紅斑が発生する無痕灸では，第Ⅰ度以上の火傷が誘発される．

第Ⅱ度 → 第Ⅰ度　×

● 6　皮膚上にびわの葉を置き，その下に施灸する方法をびわの葉灸という．

⑥ びわの葉灸は，皮膚上に置いたびわの葉の上で施灸する方法で，隔物灸に分類される．

下 → 上　×

要点チェック

■灸法の分類

分類	灸法	特徴
有痕灸	透熱灸	艾炷を完全燃焼
	打膿灸	化膿
	焦灼灸	組織破壊，第Ⅳ度火傷
無痕灸	知熱灸	艾炷を完全燃焼させず
	温灸	輻射熱
	隔物灸	艾炷と皮膚間に隔物
	艾を使用しない灸	紅灸，漆灸など

第3章 灸の基礎知識と灸術の種類

問題　　　　　解説と解答

5．応用問題

●1　知熱灸は有痕灸に分類される．

① 知熱灸は，米粒大または半米粒大の艾炷を皮膚上にて燃焼させ，8分ないし9分で消火する方法で<u>無痕灸</u>に分類される．有痕灸に分類されるのは，透熱灸，<u>焦灼灸</u>，<u>打膿灸</u>の3種類である．

有痕灸 → 無痕灸　×

●2　透熱灸では，不純物の多い艾が用いられる．

② 透熱灸は，不純物の少ない<u>良質艾</u>を米粒大前後の大きさの艾炷にして皮膚上で燃焼させる方法である．したがって不純物の多い粗悪艾を用いることはない．

多い → 少ない　×

●3　輻射熱を応用した灸法は，有痕灸に含まれる．

③ 輻射熱を応用し温熱刺激を与える灸法を<u>温灸</u>といい，棒灸，温筒灸，箱灸などがある．これらは，直接皮膚上で艾を燃焼させる有痕灸ではなく，灸痕を残さない<u>無痕灸</u>に含まれる．また鍼の鍼柄に艾をつけ燃焼させる<u>灸頭鍼</u>も輻射熱を応用したものである．

有痕灸 → 無痕灸　×

●4　無痕灸の燃焼温度曲線は，漸増・漸減するものが望ましい．

④ 艾の燃焼温度曲線は漸増・漸減する<u>サインカーブ</u>を示すものが理想的である．これは有痕灸にもあてはまる．また無痕灸の温熱刺激は<u>50</u>℃前後である．

○

第3章 灸の基礎知識と灸術の種類

問題

● 5 透熱灸と知熱灸の共通点は，艾炷を皮膚上で燃焼させることである．

解説と解答

⑤ 両者では，<u>皮膚上</u>で艾炷を燃焼させる点が共通する．ただし，透熱灸は艾炷を完全燃焼させ，知熱灸では艾炷を完全燃焼させない点が異なる．また，両者とも指でひねった艾炷である<u>散り艾</u>を使用する点も同じである．

○

第4章 鍼灸の臨床応用

問　題　　　　解説と解答

1．刺激量と感受性

● 1　鍼の刺激量を決定する条件は，使用鍼の太さと長さ，運鍼の速度，刺激時間のみである．

① 鍼の刺激量を決定する条件として，その他に<u>手技</u>が考えられる．これらの刺激量としては，一般的に，鍼が長い太い＞短い細い，運鍼が速い＞遅い，刺激時間が長い＞短い，動揺の<u>大きな</u>手技＞<u>小さな</u>手技となる．

刺激時間のみ → 刺激時間，手技など　×

● 2　鍼による刺激量は，使用する鍼の太さや長さに依存する．

② 長く<u>太い</u>鍼は刺激が強く，短く<u>細い</u>鍼は刺激が弱い．

○

● 3　鍼の動揺の小さな手技よりも，動揺の大きな手技のほうが刺激量は小さい．

③ 動揺の大きな手技つまり<u>激しい</u>手技のほうが，刺激量としては一般的に<u>大きく</u>なる．

刺激量は小さい → 刺激量は大きい　×

● 4　灸の刺激量を決定する条件は，艾炷の大小と壮数のみである．

④ 灸の刺激量を決定するその他の条件としては，ひねりの<u>硬軟</u>や<u>施灸法</u>がある．ひねりは<u>硬い</u>方が燃焼温度も高く刺激が強い．また，施灸法も無痕灸にくらべ<u>有痕灸</u>の方が刺激が強い．

艾炷の大小と壮数のみ → 艾炷の大小と壮数，ひねりの硬軟，施灸法など　×

45

第4章 鍼灸の臨床応用

1 刺激量と感受性

問題	解説と解答

● 5 個々の患者の持つ鍼灸刺激に対する感受性は，年齢と性別のみにより決定する．

⑤ 個体の感受性には，その他に体質，栄養状態，経験の有無，刺激部位などが影響を与える．

年齢と性別のみ → 年齢と性別，体質，栄養状態，経験の有無，刺激部位など　×

● 6 一般的に刺激の感受性は体幹よりも四肢のほうが高い．

⑥ 単位面積あたりの感覚点の数は，体幹より四肢末梢部の方が多い．したがって，刺激の感受性は感覚点の多い四肢の方が高くなる．

○

● 7 経絡の流注方向に刺鍼するのは補法である．

⑦ 経絡の流注方向に刺鍼するのが補法，流注と逆方向に刺鍼するのが瀉法である．これらを迎随の補瀉という．

補法 → 瀉法　×

● 8 提按の補瀉では，後揉法を行わないのは瀉法である．

⑧ 前揉法と後揉法をともに行うのが補法，前揉法のみ行うのが瀉法である．

○

● 9 用鍼の補瀉では，刺鍼や抜鍼の速度を調節して行う．

⑨ 太さにより補瀉を調節するのが用鍼の補瀉で，細い鍼を用いるのが補法，太い鍼を用いるのが瀉法である．速度調節によるのは徐疾の補瀉であり，刺鍼と抜鍼をゆっくり行うのが補法，すばやく行うのが瀉法である．徐疾の補瀉は，出内の補瀉や遅速の補瀉とも呼ばれる．

用鍼 → 徐疾　×

問題	解説と解答
● 10 浅深の補瀉では，深く刺入した後に浅くするのは補法である．	⑩ 深く刺入した後に浅くするのが<u>瀉法</u>，浅く刺入した後に深くするのが<u>補法</u>である．

補法 → 瀉法 ｜ ×

要点チェック

■個体の感受性の傾向

区分	鋭敏	鈍感
年齢	小児，高齢者	青壮年
性別	女性	男性
体質	虚弱，神経質	頑強
栄養	不良	良好
経験の有無	無	有
刺激部位	顔面，四肢	体幹

第4章 鍼灸の臨床応用

問　題　　　解説と解答

要点チェック

■さまざまな条件と刺激量

区分	条件	強刺激	弱刺激
鍼	長さ	長い	短い
	直径	太い	細い
	運鍼	速い	遅い
	時間	長い	短い
	手技	大きい	小さい
	深度	深い	浅い
	部位	多い	少ない
	補瀉	瀉法	補法
灸	材質	粗悪	良質
	大きさ	大きい	小さい
	硬さ	硬い	軟らかい
	底面積	大きい	小さい
	灰	除去	除去しない
	酸素供給	送風	遮断
	壮数	多い	少ない

2．鍼灸療法の適応症

● 1　1979年にWHOが発表した鍼の対象となる疾患には，上気道疾患として感冒が含まれる．

① 上気道疾患としては，感冒のほかに<u>急性副鼻腔炎</u>，<u>急性鼻炎</u>，<u>急性扁桃炎</u>があげられている．

○

第4章 鍼灸の臨床応用

問題	解説と解答

● 2　1979年にWHOが発表した鍼の対象となる疾患には，呼吸器疾患として肺気腫が含まれる．

② 呼吸器疾患としては，<u>急性気管支炎</u>，<u>気管支喘息</u>があげられている．

肺気腫 → 急性気管支炎や気管支喘息　×

● 3　1979年にWHOが発表した鍼の対象となる疾患には，眼科疾患として小児の近視や合併症のない白内障が含まれる．

③ 眼科疾患としては，その他に<u>急性結膜炎</u>，<u>中心性網膜炎</u>があげられている．

○

● 4　1979年にWHOが発表した鍼の対象となる疾患には，口腔疾患としてう歯や歯肉炎が含まれる．

④ 口腔疾患としては，<u>歯痛</u>，<u>抜歯後疼痛</u>，<u>歯肉炎</u>，急性および慢性<u>咽頭炎</u>があげられており，う歯は含まれていない．

う歯 → ×　×

● 5　1979年にWHOが発表した鍼の対象となる疾患には，胃腸疾患として胃炎や腸炎が含まれる．

⑤ 胃腸疾患としては，その他として食道および噴門痙攣，しゃっくり，胃下垂，胃酸過多症，<u>慢性十二指腸潰瘍</u>の除痛，合併症のない<u>急性十二指腸潰瘍</u>，急性細菌性赤痢，<u>便秘</u>，<u>下痢</u>，<u>麻痺性イレウス</u>があげられている．

○

● 6　1979年にWHOが発表した鍼の対象となる疾患には，神経疾患として三叉神経痛や顔面痙攣が含まれる．

⑥ 神経疾患としては，三叉神経痛のほかに<u>顔面神経麻痺</u>が含まれており，顔面痙攣は含まれない．

顔面痙攣 → 顔面神経麻痺　×

問題	解説と解答
● 7　1979年にWHOが発表した鍼の対象となる疾患には，筋・骨格系疾患として頸腕症候群やテニス肘が含まれる．	⑦　筋・骨格系疾患としては，その他に<u>五十肩</u>，<u>坐骨神経痛</u>，<u>腰痛</u>，<u>変形性関節症</u>があげられている．
	○
● 8　1998年米国国立衛生研究所（NIH）の合意声明書では，鍼が有効な疾患としてあらゆる状態下での吐き気や嘔吐があげられている．	⑧　「あらゆる状態下」ではなく，「成人の術後の，あるいは<u>薬物療法時</u>の吐き気や嘔吐」とされている．
	あらゆる状態下 → 成人の術後あるいは薬物療法時　×
● 9　1998年米国国立衛生研究所（NIH）の合意声明書では，補助的ないし代替的治療法として鍼を利用すれば役立つ可能性があるものとして，頭痛，月経痛，テニス肘，肘部管症候群などがあげられている．	⑨　肘部管症候群ではなく，<u>手根管症候群</u>があげられている．その他には，<u>薬物</u>中毒，脳卒中の<u>リハビリテーション</u>，線維性筋痛，筋筋膜性疼痛，変形性関節炎，腰痛，喘息があげられている．
	肘部管症候群 → 手根管症候群　×

3．鍼灸療法の禁忌

● 1　鍼施術にあたって，新生児では大泉門への刺鍼を避ける．	①　新生児の<u>大泉門</u>や<u>小泉門</u>は，結合組織性の膜であり，刺鍼は避ける．
	○

第4章　鍼灸の臨床応用

問　題	解説と解答

● 2　鍼施術において刺鍼を避ける部位として，外生殖器，眼球，臍部や急性炎症の患部があげられる．

② 刺鍼を避ける部位としては，新生児の<u>大泉門</u>のほか，<u>外生殖器</u>，臍部，眼球，<u>急性炎症</u>の患部などがある．

─────

○

● 3　深刺に注意する部位としては，胸膜への刺鍼のみが考えられる．

③ 重篤な臓器損傷を避けるために注意を要する部位は，肩背部や胸部からの<u>肺・心臓</u>への刺鍼，背部からの<u>腎臓</u>への刺鍼，<u>中枢神経系</u>や大血管への刺鍼があげられる．

胸膜への刺鍼のみ → 肩背部や胸部からの肺・心臓への刺鍼，背部からの腎臓への刺鍼など　　×

● 4　灸施術において施灸を避ける部位として，顔面部，深層に大血管がある部位，皮膚病の患部などがあげられる．

④ 大血管については，<u>表層</u>に存在する部位について注意を要する．

深層 → 表層　　×

● 5　1999年におけるWHOガイドラインにおいて，妊娠，救急事態もしくは手術を必要とする場合，腫瘍への直接刺激，出血性の疾患には，鍼治療を避けるべきとしている．

⑤ 問題文のような場合には鍼治療を避けるべきとされており，とくに妊娠時は，陣痛や<u>流産</u>を誘発する可能性が報告されている．

─────

○

第4章 鍼灸の臨床応用

問 題　　　　解説と解答

4．応用問題

● 1　管散術と比較して、細指術のほうが刺激量は小さい。

① 管散術は、鍼を刺入せず鍼管上部を<u>叩打</u>するのみであるので、触圧刺激のみである。それに対して細指術は弾入と切皮を繰り返す手技であり、細指術のほうが刺激量は大きいといえる。

小さい → 大きい　×

● 2　1979年にWHOが発表した鍼の適応疾患と1998年にNIHが発表した鍼が有効な疾患は同一である。

② 両者は同一ではない。NIHの合意声明書では鍼が有効な疾病として「成人の術後の、あるいは薬物療法時の<u>吐き気</u>や<u>嘔吐</u>」「妊娠時の<u>悪阻</u>」「歯科の<u>術後痛</u>」などをあげている。

同一である → 同一でない　×

● 3　随鍼術での運鍼は、呼吸補瀉の補法にあたる。

③ 随鍼術では<u>呼気</u>時に刺入し、<u>吸気</u>時に抜鍼する。呼吸補瀉では、呼気刺入そして吸気抜鍼は<u>補法</u>、吸気刺入そして呼気抜鍼は<u>瀉法</u>である。したがって随鍼術の運鍼は呼吸補瀉の補法と同一である。

○

● 4　揺動補瀉の瀉法は、振せん術と同じである。

④ 揺動補瀉では、鍼を刺手で振動させるのが<u>補法</u>、鍼を押手で振動させるのが<u>瀉法</u>である。また、<u>振せん術</u>では刺手で鍼柄をつまみ振動を加える。したがって、揺動補瀉の補法と振せん術の手技は同じである。

瀉法 → 補法　×

52

第5章 リスク管理

問題　　　　　　解説と解答

1. 過誤と副作用

1.1 鍼療法

● 1　胸腔内に気体の存在する状態を気胸という．

① 気胸は原因別に<u>自然</u>気胸，外傷性気胸，<u>医原性</u>気胸に分類される．

○

● 2　鍼治療により引き起こされた気胸は，外傷性気胸に分類される．

② 鍼治療により引き起こされる気胸は<u>医原性</u>気胸に含まれる．鍼治療による気胸は，刺激部位では<u>背部</u>，前胸部，肩背部，<u>鎖骨上窩</u>の順に多い．

外傷性気胸 → 医原性気胸　×

● 3　気胸の代表的な症状として，胸痛，チアノーゼ，労作性呼吸困難がある．

③ その他の代表的な症状として<u>刺激性咳</u>があげられる．

○

● 4　通電時における鍼の腐食は，交流電流より直流電流で発生しやすい．

④ 鍼通電治療では，<u>直流</u>通電により鍼の腐食が発生しやすく鍼体の強度低下を招きやすいが，近年の通電器は<u>交流</u>通電を行うものが多く，その危険性は少ない．

○

53

第5章 リスク管理

1.1 鍼療法

問題	解説と解答

●5 オートクレーブ滅菌では，鍼の反復使用による折鍼は起こらない．

⑤ オートクレーブ滅菌による反復使用は<u>鍼体</u>を損傷させることがあり，折鍼事故につながりかねない．安全性を期すためには，<u>ディスポーザブル鍼</u>を使用することが推奨される．

折鍼は起こらない → 折鍼が起こりうる　×

●6 鍼の刺入後に抜鍼が困難になる状態を渋鍼という．

⑥ <u>渋鍼</u>とは抜鍼困難の別称であり，鍼刺入後に<u>回旋</u>や雀啄などができなくなった状態である．

○

●7 抜鍼困難時に刺鍼部周囲に新たな鍼を刺入し，抜鍼を促す手法を迎え鍼という．

⑦ 迎え鍼は抜鍼困難時の抜鍼法の1つである．迎え鍼を刺入し，筋肉を<u>弛緩</u>させてから抜き取るのが効果的である．

○

●8 抜鍼困難時に用いる手技には，内調術や示指打法が効果的である．

⑧ 抜鍼に効果的なのは，一般的に刺鍼部周囲を軽く叩打する<u>副刺激術</u>（気拍法）や，鍼管をかぶせてその上端を叩打する<u>示指打法</u>である．

内調術 → 副刺激術　×

●9 鍼刺激により失神が誘発されたときに，四肢末端に刺鍼することで回復を促す手法を返し鍼という．

⑨ 返し鍼は<u>脳貧血</u>のときに行われる刺鍼法の1つ．四肢末梢部における代表的な経穴として，合谷，<u>足三里</u>などがあげられる．

○

第5章 リスク管理

1.2 灸療法

● 1 灸痕の化膿は，施灸後の不完全な消毒により起こりうる．

① 灸痕の化膿の原因としては，①水疱の形成，②灸痕の破壊，③施灸後の不完全な消毒，④夏期・発汗・入浴，⑤化膿しやすい体質・免疫力の低下があげられる．

○

● 2 灸痕の化膿予防には，壮数を重ねる際に同一点に施灸しないことがあげられる．

② 灸痕を最小限に抑える目的で，正しく同一点に施灸することが望まれる．

施灸しない → 施灸する ×

● 3 灸痕の化膿予防には，施灸後の消毒を適切に行えば，掻破しないよう患者に指導する必要はない．

③ 消毒の有無に限らず，掻破により患部には病原菌が侵入するおそれがある．

必要はない → 必要がある ×

● 4 施灸後に倦怠感や疲労感を訴える灸あたりの予防には，刺激量の過剰に注意する．

④ 施灸直後または翌日などに発生する全身倦怠感，疲労感，脱力感などを灸あたりという．これらの予防には，刺激量を決めるにあたり患者の感受性を考慮することが第一である．とくに初診患者，神経質な患者，不安・恐怖のある患者では，総刺激量を少なくする努力が必要である．

○

● 5 灸あたりが発生したときには，患者を安静臥床させる．

⑤ 施灸中や施灸後に灸あたりが生じた場合には，バイタルサインをチェックしながらしばらく安静臥床させる．

○

第5章 リスク管理

1.3 応用問題

●1 鍼治療により誘発された気胸や, 灸治療により誘発された灸痕化膿は, 鍼灸治療による副作用といえる.

① <u>副作用</u>とは, 望ましい治療効果の他に出現する作用のことである. 治療により誘発された気胸や灸痕化膿は, 施術者の不注意などにより引き起こされた過誤にあたる<u>有害事象</u>である.

副作用 → 過誤　×

●2 治療後に脳貧血や灸あたりが発生した場合に, まず行うべき処置は安静臥床とバイタルチェックである.

② 両者の有害事象では, まず患者に安楽な肢位での<u>安静</u>を指示し, すみやかに患者の状態を把握する目的で呼吸, 脈拍, 血圧, 体温などの<u>バイタルチェック</u>を行うべきである.

〇

●3 気胸が発生した場合には, 胸痛・チアノーゼ・呼吸困難などの症状のほかに, 気胸肺健側の胸郭運動の減弱ないし消失がみられることがある.

③ 気胸が発生した場合には, 問題文中にある特徴的な諸症状のほかに, 気胸肺<u>患側</u>の<u>胸郭運動</u>が減弱ないし消失することがある.

健側 → 患側　×

●4 座位時の治療では, 脳貧血の発生に注意する.

④ 座位または立位にて患者の治療を行う際は, <u>脳貧血</u>の発生を考慮するべきである. 感受性の高い患者や鍼灸治療に不安のある患者の場合には, とくに注意すべきである.

〇

第5章　リスク管理

問　題　　　解説と解答

2. 感　染

2.1　感染様式

●1　感染があるにもかかわらず、ほとんど臨床症状を示さない感染様式を潜伏感染という．

① 潜伏感染のことを，<u>不顕性</u>感染や無症状感染とも呼ぶ

○

●2　感染患者のくしゃみ・せき・会話などで発生したものを吸入することにより引き起こされる感染様式を飛沫感染という．

② 飛沫感染のように，独立した個体から個体へ感染が波及することをまとめて<u>水平</u>感染という．

○

●3　飲食物や飲料水などを経由して病原体が体内に侵入して発病する感染様式を接触感染という．

③ 問題文の内容は<u>経口</u>感染の解説である．感染源に接触することにより引き起こされる感染様式を総称して<u>接触</u>感染という．

接触感染 → 経口感染　×

●4　母体から胎児へ胎盤を経由した感染様式を持続感染という．

④ 問題文の内容は<u>垂直</u>感染の解説である．ウイルス感染が細胞内あるいは組織内または個体内で持続していることを<u>持続</u>感染という．

持続感染 → 垂直感染　×

●5　免疫力が低下した状態下で，弱毒性の病原体により引き起こされる感染を日和見感染という．

⑤ 日和見感染とは，高齢者，糖尿病患者，がん患者，術後など<u>免疫力</u>が低下している場合に，健康体では感染する可能性の低い弱毒性の病原体に感染することをさす．

○

第5章 リスク管理

2.1 感染様式

● 6 抗生物質投与などにより, 目的の病原菌は減少するが, 代わって薬剤耐性菌が異常に増殖する現象を菌交替現象という.

⑥ メチシリン耐性の MRSA やバンコマイシン耐性の VRSA などが, その例である.

○

● 7 日和見感染を発生しやすい病原微生物はウイルスである.

⑦ 易感染状態において発生する日和見感染症で最も多い原因は真菌の感染である.

ウイルス → 真菌　×

2.2 病原微生物

● 1 DNA もしくは RNA の片方しか保有しない病原体は原虫である.

① DNA もしくは RNA の片方しか保有しない病原微生物はウイルスのみである.

原虫 → ウイルス　×

● 2 生きた細胞中でなければ増殖できない病原体はウイルスのみである.

② ウイルスのほかにリケッチアやクラミジアも生細胞中でなければ増殖生存できない.

ウイルスのみ → ウイルス, リケッチア, クラミジア　×

● 3 肝炎ウイルスは, B 型肝炎ウイルスを除いてすべて DNA ウイルスである.

③ B 型肝炎ウイルスのみ DNA ウイルスで, そのほかは RNA ウイルスである.

DNA ウイルス → RNA ウイルス　×

第5章 リスク管理

2 感染

問題	解説と解答
●4 A型肝炎ウイルスは，非経口感染によって広まる．	④ A型肝炎ウイルスは，経口感染によって広まり，非経口感染は生じない．

非経口感染 → 経口感染　×

●5 A型肝炎ウイルスは，慢性のキャリア状態となることはない．	⑤ 肝炎ウイルスにおいてA型はキャリア状態になることはなく，慢性肝炎への移行もない．

○

●6 B型肝炎ウイルスの感染経路は，垂直感染のみである．	⑥ B型肝炎ウイルスの感染経路としては，非経口感染，性行為感染，垂直感染があげられる．

垂直感染のみ → 非経口感染，性行為感染，垂直感染　×

●7 B型肝炎ウイルスは，慢性肝疾患に移行しうる．	⑦ 肝炎ウイルスにおいてB型はキャリア状態になることがあり，慢性化して肝疾患に移行することがある．

○

●8 C型肝炎ウイルスは，肝細胞癌との関連性が深い．	⑧ C型肝炎ウイルスは，非経口感染により伝播し，しばしば輸血後肝炎の原因となる．また，キャリア状態や慢性肝炎を惹起する．

○

●9 慢性肝炎は非ウイルス性の病因によっては生じない．	⑨ 慢性肝炎はB型・C型肝炎ウイルスなどの持続感染によって発生することが多いが，非ウイルス性の病因によっても生じる．

よっては生じない → よっても生じる　×

2.2 病原微生物

要点チェック

■肝炎ウイルスの分類

分類	感染経路	形態	キャリア
A型肝炎ウイルス	経口感染	RNAウイルス	なし
B型肝炎ウイルス	非経口感染 性行為感染 垂直感染	DNAウイルス	あり（慢性化あり）
C型肝炎ウイルス	非経口感染	RNAウイルス	あり（慢性化あり）

2.3 感染症対策

① 綿球やガーゼに消毒液を十分に染み込ませたもので手指をふく消毒法を，ラビング法という．

① 問題文の内容はスワブ法の解説である．ラビング法は，擦式消毒薬を手指に擦り込む方法である．

ラビング法 → スワブ法　×

② 汚れを落とし絶対菌量を減らすことを洗浄という．

② 消毒は，そのレベルにより洗浄，消毒，滅菌に分類される．洗浄は，日用の衣類や機器に消毒前に行われる．

○

③ 細菌・真菌・ウイルス等のすべての微生物を完全に死滅させることを消毒という．

③ ヒトに対して病原性を有する微生物のみを死滅させることを消毒，細菌・真菌・ウイルス等すべての微生物を完全に死滅させることを滅菌という．

×

第5章 リスク管理

問 題	解説と解答

● 4　患者皮膚の清拭方法として，求心性渦巻きがある．

④ 清拭方法としては，一方向性に行う方法と施術部位の中心から渦巻き状に少しずつ外方へ回転させながら拭く<u>遠心性</u>渦巻きがある．

求心性渦巻き → 遠心性渦巻き　×

● 5　高圧蒸気滅菌器（オートクレーブ）の特長として，有害廃棄物をださないことがあげられる．

⑤ 高圧蒸気滅菌器の特長として，①滅菌効果が高い，②短時間で行える，③<u>有害廃棄物</u>をださない，④ランニングコストが<u>低い</u>，などがあげられる．

○

● 6　滅菌された器具は，多湿の環境下で汚染を起こすことはない．

⑥ 滅菌された器具は，滅菌バッグの中で保存した状態であっても，多湿な環境に置かれたり水分を含んだ場合，汚染される可能性がある．

汚染を起こすことはない → 汚染を起こすことがある　×

要点チェック

■消毒の分類
　洗浄：絶対菌量を減らす．
　消毒：病原微生物のみ死滅．
　滅菌：すべての微生物を死滅．

第5章 リスク管理

2.4 応用問題

問題 / **解説と解答**

1 治療に使用した鍼は，金属ゴミとして処理する．

① 治療に使用した鍼は，<u>感染性</u>廃棄物として処理する必要があり，金属ゴミなど<u>一般</u>廃棄物として処理することは不適切である．

金属ゴミ → 感染性廃棄物　×

2 鍼灸治療における感染症対策として，感染経路では直接伝播のみに注意しなければならない．

② 鍼灸治療では，体液や飛沫などの<u>直接</u>伝播のみでなく，医療器具やタオル・ベットシーツなどを介した<u>間接</u>伝播についても感染経路として注意しておく必要がある．

直接伝播のみ → 直接伝播と間接伝播　×

3 糖尿病患者への灸治療では，灸痕化膿などを念頭に易感染者として灸刺激量などに配慮する必要がある．

③ 糖尿病患者など易感染者に対しては，灸痕などの治癒が<u>抑制</u>されることから，その刺激量には十分に注意する必要がある．

○

4 高圧蒸気滅菌処理した治療具を入れた滅菌バッグは，そのまま高圧蒸気滅菌器に入れておく．

④ 滅菌バッグは水分を通すので，多湿な高圧蒸気滅菌器にそのまま入れておくことは金属類であれば<u>腐蝕</u>の原因となるばかりでなく，取り出した後に<u>汚染</u>される可能性が高まることから，清潔で乾燥した場所に保管しておくことが望ましい．

入れておく → 入れておかない　×

第6章　鍼灸治効の基礎

問題　　　　　解説と解答

1. 痛　覚

1.1　痛みの種類

● 1　侵害受容器の興奮が引き金となる痛みを神経因性疼痛と呼ぶ．

① 受容器の興奮が引き金となる痛みを<u>侵害受容性</u>疼痛，神経線維の途上で発生する異常興奮が引き金となる痛みを<u>神経因性</u>疼痛と呼ぶ．

神経因性疼痛 → 侵害受容性疼痛　×

● 2　侵害受容性疼痛は体性痛と内臓痛に分けられる．

② 自由神経終末の存在する部位により，皮膚や筋・関節・骨などに由来する<u>体性痛</u>と，内臓器由来の<u>内臓痛</u>に分類される．

○

● 3　神経因性疼痛は，侵害刺激のみにより生ずる．

③ 神経因性疼痛の原因である神経線維の途上で発生する異常興奮は，組織損傷を引き起こすような<u>侵害</u>刺激でなくても発生することがある．

侵害刺激のみ → 神経線維の途上で発生する異常興奮　×

63

第6章 鍼灸治効の基礎

1.1 痛みの種類

● 4 身体疾患がないのに感じる痛みや，身体疾患はあるがそれだけでは説明しがたい痛みを，神経因性疼痛という．

④ 問題文の内容は<u>心因性</u>疼痛の解説である．解剖学的，神経学的に説明がつかない疼痛や検査するたびに心理的影響によって場所や痛みが異なるときには<u>心因性</u>疼痛が疑われる．

神経因性疼痛 → 心因性疼痛　×

● 5 体性痛とは，表在痛のみをさす．

⑤ 体性痛は，皮膚や粘膜に由来する<u>表在痛</u>と関節・骨膜・骨格筋・靱帯などに由来する<u>深部痛</u>に分けられる．

表在痛のみ → 表在痛と深部痛　×

要点チェック

■痛覚・温度覚の分類

感覚	受容器	形態	接続神経	その他
痛覚	高閾値機械受容器	自由神経終末	Aδ線維	一次痛（鋭痛，速痛，局在が明瞭）
	ポリモーダル受容器		C線維	二次痛（鈍痛，遅痛，局在が不明瞭）
温覚	温受容器		C線維	————
冷覚	冷受容器		Aδ線維	————

1.2 求心性神経線維の種類と特徴

● 1 B線維は無髄神経線維である.

① B線維は有髄神経線維である. 無髄神経線維はC線維のみである.

無髄 → 有髄 ×

● 2 直径が最も太いのはAα線維である.

② 直径の太さはAα＞Aβ＞Aγ＞Aδ＞B＞C線維の順である.

○

● 3 伝導速度が最も早いのはC線維である.

③ 直径と伝導速度は比例しており, 伝導速度においてもAα＞Aβ＞Aγ＞Aδ＞B＞C線維の順である.

最も早い → 最も遅い ×

● 4 感覚神経線維の分類において, Ia群線維が接続するのは腱紡錘である.

④ Ia群線維はAα線維に相当し, 筋紡錘（らせん形終末）に接続する.

腱紡錘 → 筋紡錘 ×

● 5 感覚神経線維の分類において, 最も直径が太いのはIV群線維である.

⑤ 感覚神経線維の分類において, 直径の太さはIa＞Ib＞II＞III＞IV群線維の順である.

IV群線維 → Ia群線維 ×

● 6 Ib群線維はAβ線維に相当する.

⑥ Ib群線維はIa線維群と同様に, 哺乳類の神経線維の分類ではAα線維に相当する.

Aβ線維 → Aα線維 ×

第6章 鍼灸治効の基礎

1.2 求心性神経線維の種類と特徴

● 7 感覚神経線維の分類において、伝導速度が最も小さいのはⅣ群線維である.

⑦ 感覚神経線維の分類においても、直径と伝導速度は比例しており、伝導速度においてもIa＞Ib＞Ⅱ＞Ⅲ＞Ⅳ群線維の順である.

○

要点チェック

■神経線維の分類

種類	髄鞘	直径	伝導速度	興奮性	閾値	その他
Aα線維	有髄	太い ↕ 細い	速い ↕ 遅い	興奮しやすい ↕ 興奮しにくい	低い ↕ 高い	Ia群線維, Ib群線維, α運動ニューロン
Aβ線維						触圧覚
Aγ線維						γ運動ニューロン
Aδ線維						一次痛, 冷覚
B線維						交感神経節後線維
C線維	無髄					二次痛, 温覚, 副交感神経節後線維

1.3 痛覚の種類と特徴

● 1 侵害刺激に応ずる受容器は，形態的に自由神経終末である．

① 侵害刺激に応ずる受容器には，<u>高閾値機械</u>受容器と<u>ポリモーダル</u>受容器の2種類があげられるが，形態的にはどちらも自由神経終末である．

○

● 2 一次痛の特徴は，速痛・鋭痛・局在不明瞭である．

② 高閾値機械受容器の興奮に由来する痛みを一次痛と呼ぶ．その特徴は，<u>速痛・鋭痛・局在明瞭</u>である．また，ポリモーダル受容器の興奮に由来する痛みを二次痛と呼び，その特徴は<u>遅痛・鈍痛</u>・局在不明瞭である．

局在不明瞭 → 局在明瞭 ×

● 3 鈍い痛みを伝える神経線維はAδ線維である

③ 鈍い痛みを二次痛ととらえると，ポリモーダル受容器由来ということになる．ポリモーダル受容器に接続する神経線維は<u>C</u>線維であるので，Aδ線維では誤りとなる

Aδ線維 → C線維 ×

● 4 高閾値機械受容器の適刺激は，強い圧迫などの機械的な侵害刺激である．

④ 適刺激とは，ある<u>受容器</u>を特異的に興奮させる刺激のことをさす．高閾値機械受容器を特異的に興奮させるような適刺激は，強い圧迫などの<u>機械的</u>な侵害刺激である．

○

第6章 鍼灸治効の基礎

問 題	解説と解答

1.3 痛覚の種類と特徴

● 5 高閾値機械受容器にはC線維が接続する.

⑤ 高閾値機械受容器には<u>Aδ</u>線維が接続する. C線維が接続するのは, ポリモーダル受容器や温覚を伝える<u>温受容器</u>である.

C線維 → Aδ線維　×

● 6 高閾値機械受容器の興奮により鈍痛が誘発される.

⑥ 高閾値機械受容器の興奮は一次痛を誘発するので, 鈍痛ではなく<u>鋭痛</u>である.

鈍痛 → 鋭痛　×

● 7 ポリモーダル受容器にはAδ線維が接続する.

⑦ ポリモーダル受容器には<u>C</u>線維が接続する. Aδ線維が接続するのは, 高閾値機械受容器や冷覚を伝える<u>冷受容器</u>である.

Aδ線維 → C線維　×

● 8 ポリモーダル受容器は皮膚のみに分布する.

⑧ ポルモーダル受容器は皮膚のみでなく, <u>筋</u>・関節・<u>内臓器</u>など全身の組織に分布する.

皮膚のみ → 皮膚や筋・関節・内臓器などの全身の組織　×

● 9 ポリモーダル受容器は, 化学的な侵害刺激のみに興奮する.

⑨ ポリモーダル受容器の適刺激は, <u>機械</u>的・<u>温熱</u>的・化学的な侵害刺激である.

化学的な侵害刺激のみ → 機械的・温熱的・化学的な侵害刺激　×

1.4 内因性発痛物質

● 1 組織の損傷によって組織中に放出される発痛性の化学物質を内因性発痛物質という．

① 内因性発痛物質には，ブラジキニン，プロスタグランジン，ヒスタミン，セロトニン，カリウムイオン，水素イオンなどがあげられる．

○

● 2 内因性発痛物質には，ブラジキニン，セロトニン，ドーパミンがあげられる．

② ドーパミンには発痛作用はない．

ドーパミン → × ×

● 3 プロスタグランジンは，発痛物質の作用を増強する．

③ プロスタグランジンには直接的な発痛作用はないが，ブラジキニンなどの発痛作用を増強する作用がある．

○

● 4 1価の陽イオンで，内因性発痛物質として作用するのはカリウムイオンのみである．

④ 細胞が崩壊するときに遊離するカリウムイオンは発痛作用を有する．1価の陽イオンでは，カリウムイオンのほかに水素イオンが発痛作用を示す．

カリウムイオンのみ → カリウムイオンと水素イオン ×

● 5 末梢に存在するセロトニンの作用として，発痛作用と血管拡張作用がある．

⑤ 末梢組織に存在するセロトニンの作用としては，発痛作用のほかに血管収縮作用がある．

血管拡張 → 血管収縮 ×

第6章 鍼灸治効の基礎

1 痛覚

1.4 内因性発痛物質

● 6 発痛作用のあるカリウムイオンは，静止時の細胞では細胞外により多く存在する．

⑥ カリウムイオンは，興奮性細胞において静止時に細胞外にくらべ細胞内により多く存在する．

細胞外 → 細胞内　×

● 7 酸塩基平衡に関与する水素イオンには，発痛作用がある．

⑦ 水素イオンは発痛物質としても作用する．

○

● 8 痛覚を伝える一次ニューロンの末端から放出される伝達物質として，サブスタンスPがある．

⑧ サブスタンスPは，C線維末端から放出される伝達物質で，軸索反射により自由神経終末末端からも放出されることがある．

○

1.5 痛覚の伝導路と関連痛

● 1 外側脊髄視床路が伝える感覚の種類は，痛覚のみである．

① 外側脊髄視床路は，痛覚や温度覚に関与する興奮を伝える．

痛覚のみ → 痛覚と温度覚　×

● 2 外側脊髄視床路は脊髄後角に始まり，延髄に終わる．

② 外側脊髄視床路は脊髄後角に始まり，対側の側索を上行して視床に終わる．

延髄 → 視床　×

● 3 鍼刺激により誘発されたC線維上の興奮は，脊髄後角に伝えられる．

③ C線維上の興奮は外側脊髄視床路を経由する．したがって，外側脊髄視床路に接続する一次ニューロンがシナプスする脊髄後角に伝えられる．

○

第6章　鍼灸治効の基礎

問　題	解説と解答

● 4　鍼刺激によって誘発されたAδ線維上の興奮は，後索を上行する．

④ 鍼刺激により誘発されたAδ線維上の興奮は，侵害刺激性の興奮ととらえると，外側脊髄視床路を経由する．したがって刺激対側の側索を上行する．

後索 → 側索　×

● 5　伝導路の途上で神経線維に興奮を誘発させたとき，神経線維の接続する受容器が存在する部位に起こる痛みを投射痛という．

⑤ 一般的に感覚は，末梢における受容器の興奮が大脳に達することにより発生する．しかし，神経線維の途上で興奮が発生し，その興奮が大脳に達した場合にも感覚が生じる．ただし，このときにはその受容器が存在する受容野では興奮は発生していない．

○

● 6　内臓器への侵害刺激が遠隔の皮膚分節上に誘発させる放散痛を関連痛という．

⑥ 関連痛は，内臓器に分布する求心性神経線維と遠隔の皮膚を支配する体性神経線維が，同じ脊髄レベルに入ることにより起こりうる現象である．

○

● 7　痛覚の伝導路において，Aδ線維が主体で視床後外側腹側核に達するのは古脊髄視床路である．

⑦ 古脊髄視床路はC線維を主体とし，脊髄を上行する神経線維が直接または脳幹網様体を経由して視床髄板内核に達する経路である．問題文の内容は新脊髄視床路の解説である．

古脊髄視床路 → 新脊髄視床路　×

71

第6章 鍼灸治効の基礎

問 題　　　解説と解答

1.6 応用問題

1　高閾値機械受容器由来の興奮により誘発される二次痛の特徴は，内臓痛と類似する．

① 二次痛は，<u>ポリモーダル受容器</u>に発生したC線維を伝導する興奮に由来する．またその特徴は，遅痛・鈍痛・局在不明瞭で内臓痛と同一である．それに対して高閾値機械受容器に発生した興奮は<u>Aδ</u>線維を伝導し，速痛・鋭痛・局在明瞭といった特徴をもつ<u>一次痛</u>の原因となる．

高閾値機械受容器 → ポリモーダル受容器　×

2　筋層にまで刺入された鍼に雀啄刺激を加えることにより，侵害刺激のみが生体に与えられる．

② 鍼は生体内に刺入されることで細胞を破壊するので，<u>侵害刺激</u>といえる．雀啄刺激は，刺入した鍼を上下に運鍼する手技なので，それに伴って皮膚組織などが<u>変位</u>する．したがって機械的刺激として<u>侵害刺激</u>と<u>触圧刺激</u>の両者の側面をもつといえる．

侵害刺激のみ → 侵害刺激と触圧刺激　×

3　鍼刺激により誘発される切皮痛は，Ia群線維の興奮に由来する．

③ 鍼刺激により誘発される切皮痛は，鋭痛ととらえれば<u>一次痛</u>となる．したがって<u>Aδ</u>線維の興奮に由来することとなる．なお，Ia群線維は<u>Aα</u>線維に相当する．

Ia群線維 → Aδ線維　×

4　鍼通電刺激は，無髄神経線維のみを興奮させる．

④ 鍼通電刺激は，鍼を電極として通電刺激を加えるものである．したがって<u>無髄</u>神経線維ばかりでなく，<u>有髄</u>神経線維も興奮させると考えられる．

無髄神経線維のみ → 有髄神経線維と無髄神経線維　×

第6章 鍼灸治効の基礎

1 痛覚

● 5 痛みの発生は，すべて侵害受容器の興奮に由来する．

⑤ 痛みの発生は，その背景として基本的には高閾値機械受容器やポリモーダル受容器のような侵害受容器の興奮に由来する．しかし，神経線維の途上で発生する異常な興奮に由来する投射痛の場合には，侵害受容器の興奮は必須ではない．

由来する → 由来しない ×

● 6 自由神経終末は，痛覚と温度覚を伝える．

⑥ 高閾値機械受容器，ポリモーダル受容器，温受容器，冷受容器は機能的には異なる役割をになうが，形態的には自由神経終末である．したがって自由神経終末の伝える感覚は痛覚と温度覚になる．

○

● 7 A線維とB線維の共通点は，いずれもミエリンを有することである．

⑦ A線維とB線維は有髄神経線維で，どちらもミエリン（髄鞘）を有する．

○

● 8 関連痛発生にC線維は関与しない．

⑧ 関連痛は体性組織に出現する鈍痛や違和感である．したがって，それらの感覚の性状より，痛みについては二次痛の側面があり，C線維の関与が考えられる．

関与しない → 関与が考えられる ×

● 9 ブラジキニンは発痛物質としてはたらくだけでなく，ヒスタミンの遊離を促進する．

⑨ ブラジキニンは，その物質自体に発痛作用があるばかりでなく，発痛作用を修飾するプロスタグランジンの遊離を促進する．

ヒスタミン → プロスタグランジン ×

第6章　鍼灸治効の基礎

問　題　　　　　解説と解答

1.6　応用問題

1　痛覚

● 10　ブラジキニンとヒスタミンに共通する作用としては，発痛作用ばかりでなく血管拡張作用があげられる．

⑩　ブラジキニンとヒスタミンが示す作用は発痛ばかりでなく，血管拡張や血管透過性亢進があげられる．

○

第6章 鍼灸治効の基礎

2．温度覚，触圧覚，筋感覚

2.1 温度感覚の受容

● 1　温受容器や冷受容器は，形態的には自由神経終末である．

① 温受容器，冷受容器，高閾値機械受容器，ポリモーダル受容器の4つは，機能的に適刺激は異なるが，形態的にはいずれも自由神経終末である．

○

● 2　通常ヒトでは，皮膚温が50℃度以上に熱せられると熱痛として感じられる．

② 一般的に45℃以上の熱刺激によりポリモーダル受容器の興奮が発生し，熱痛が起こるとされている．

50℃ → 45℃　×

● 3　通常ヒトでは，皮膚温が15℃以下に冷却されると冷痛が生じる．

③ 一般的に冷受容器は25℃から30℃付近で興奮の発射頻度がピークに達し，冷覚が生じる．皮膚温が15℃以下では，冷覚に痛みが加わり冷痛となる．

○

● 4　有痕灸により誘発された興奮は，外側脊髄視床路を伝導する．

④ 有痕灸は火傷を誘発する程度の熱刺激であり，侵害刺激といえる．したがって誘発された興奮は，外側脊髄視床路を伝導する．

○

● 5　外側脊髄視床路において二次ニューロンの終末部は，大脳皮質に達する．

⑤ 外側脊髄視床路における二次ニューロンは，脊髄後角から始まり，反対側の視床に終わる．

大脳皮質 → 視床　×

第6章 鍼灸治効の基礎

問題　　　　　解説と解答

2.1 温度感覚の受容

● 6　棒灸により引き起こされた末梢における興奮は，後索路を上行する．

⑥ 棒灸などの無痕灸は皮膚表面から一定の距離を隔てて温熱刺激を与えるものであり，温覚ないしは熱覚を誘発する．したがって興奮は<u>外側脊髄視床路</u>を上行する．

後索路 → 外側脊髄視床路　×

● 7　外側脊髄視床路は，刺激と同側の前外側索を上行する．

⑦ 外側脊髄視床路は，刺激と<u>対側</u>の前外側索を上行する．

同側 → 対側　×

2.2 触圧覚の受容

● 1　触圧覚に関与する受容器にはAα線維が接続する．

① 触圧覚に関与する<u>ルフィニ</u>終末，メルケル触盤，<u>マイスナー</u>小体，毛包受容器，そしてパチニ小体にはいずれも<u>Aβ</u>線維が接続する．

Aα線維 → Aβ線維　×

● 2　メルケル盤やルフィニ終末は速度検出器の役割を担う．

② 触圧刺激を適刺激とするメルケル盤とルフィニ終末は刺激の強さを検出する<u>強度</u>検出器の役割を担う．速度検出器の機能を担うのはマイスナー小体や<u>毛包受容器</u>である．

速度検出器 → 強度検出器　×

● 3　マイスナー小体よりメルケル盤のほうが，順応が早い．

③ 強度検出器であるメルケル盤より，<u>速度</u>検出器であるマイスナー小体のほうが順応は<u>早い</u>．

順応が早い → 順応が遅い　×

第6章　鍼灸治効の基礎

問題 / 解説と解答

● 4　パチニ小体は振動受容器の役割を担う．

④ パチニ小体は100 Hz以上の振動刺激を適刺激とする受容器であり，振動受容器としての役割を担う．

○

● 5　マイスナー小体はおもに有毛部の皮膚に分布する．

⑤ 速度検出器であるマイスナー小体は，おもに無毛部に分布し，同様な性質をもつ毛包受容器はおもに有毛部に分布する．

有毛部 → 無毛部　×

● 6　鍉鍼による押圧情報を伝える神経線維はC線維である．

⑥ 鍉鍼による押圧情報を圧刺激ととらえると，それらを適刺激とするのは触圧覚に関与する機械受容器となり，接続する神経線維はAβ線維となる．

C線維 → Aβ線維　×

● 7　小児鍼などの接触鍼により誘発された興奮は，前脊髄視床路を上行する．

⑦ 小児鍼などの接触鍼を触圧刺激ととらえると，誘発される感覚は触圧覚となり，前脊髄視床路ないしは後索路を上行すると考えられる．

○

● 8　触圧覚を伝える前脊髄視床路は，刺激と対側の側索を上行する．

⑧ 前（腹側）脊髄視床路は，触圧覚を伝える伝導路の1つで，脊髄内では前索を上行する．

側索 → 前索　×

● 9　後索路において，一次求心性ニューロンが終止するのは視床である．

⑨ 後索路を経由する一次求心性ニューロンは，脊髄後根から同側の後索を上行し，延髄内における後索核に終止する．

視床 → 延髄　×

77

第6章　鍼灸治効の基礎

問　題　　　解説と解答

2.2 触圧覚の受容

● 10　前脊髄視床路が伝える触圧情報は，比較的局在が明瞭な触圧覚である．

⑩　前脊髄視床路は局在が<u>不明瞭</u>な触圧覚を，後索路は局在が<u>明瞭</u>な触圧覚を伝える．

局在が明瞭 → 局在が不明瞭　×

要点チェック

■触圧覚の分類

受容器	機能	接続神経
ルフィニ終末	強度検出器	Aβ線維
メルケル盤	強度検出器	Aβ線維
マイスナー小体	速度検出器	Aβ線維
毛包受容器	速度検出器	Aβ線維
パチニ小体	加速度検出器 振動受容器	Aβ線維

2.3 筋の伸張刺激および筋の振動の受容

● 1 筋紡錘は筋収縮時に興奮を発生する．

① 筋紡錘は筋が伸展（伸張）されたときに興奮を発生する．筋収縮のときに興奮を発生するのは，腱紡錘である．

筋収縮時 → 筋伸展時 ×

● 2 筋に加えられた振動を感知するのは，腱紡錘である．

② 振動を感知するのは振動受容器であるパチニ小体である．腱紡錘は筋収縮のときに腱が伸展することにより興奮を誘発する．

腱紡錘 → パチニ小体 ×

● 3 腱紡錘にはIa群線維が接続する．

③ 腱紡錘にはIb群線維が接続する．Ia群線維が接続するのは筋紡錘である．

Ia群線維 → Ib群線維 ×

● 4 腱紡錘はおもに筋張力の変化に関する情報を中枢に伝える．

④ 腱紡錘は筋張力の変化を，筋紡錘は筋長の変化を中枢に伝える役割をもつ．

○

● 5 筋紡錘からの興奮が後索路を伝導するとき，一次求心性ニューロンは側索を上行する．

⑤ 後索路は側索ではなく，後索を上行する．

側索 → 後索 ×

● 6 筋の振動に応答するパチニ小体は，筋膜にも存在する．

⑥ 振動受容器であるパチニ小体は筋膜上にも存在し，筋の振動を伝える．

○

第6章 鍼灸治効の基礎

2.3 筋の伸張刺激および筋の振動の受容

● 7 位置覚は，Ia群線維の興奮に由来する．

⑦ 位置覚は関節覚とも呼ばれ，おもに四肢や頭部の位置に関する感覚である．これらの感覚の源は，筋紡錘に由来するIa群線維や腱紡錘に由来するIb群線維の興奮である．

○

2.4 応用問題

● 1 鍼刺激により誘発されたAβ線維の興奮は，後索路または前脊髄視床路を経由して触圧覚として認知される．

① 鍼刺激に限らず，Aβ線維上の興奮は触圧覚を伝える後索路または前脊髄視床路を経由する．

○

● 2 外側脊髄視床路と前脊髄視床路の共通点は，二次ニューロンが一次ニューロンの対側を上行することである．

② 外側脊髄視床路と前脊髄視床路の共通点は，両者とも一次ニューロンとシナプスした二次ニューロンが脊髄を横断し，一次ニューロンと対側の脊髄内を上行することにある．

○

● 3 触覚と位置覚の共通点は，その興奮が外側脊髄視床路を上行することである．

③ 触覚に関与する興奮は後索路または前脊髄視床路を上行する．位置覚に関与する興奮は，関節や筋に由来するIa群線維やIb群線維を経由し後索路を上行する．したがって，両者の共通点は，その興奮が後索路を上行することである．

外側脊髄視床路 → 後索路　×

第6章 鍼灸治効の基礎

問　題	解説と解答
● 4　腱紡錘に接続する神経線維とパチニ小体に接続する神経線維は同一である．	④ 腱紡錘には <u>Ib</u> 群線維（<u>Aα</u>線維）が接続し，振動覚を伝えるパチニ小体には <u>Aβ</u>線維が接続する．

同一である → 同一でない　×

● 5　振せん術を行うとき，その鍼刺激が誘発する皮膚振動によっておもに興奮する受容器はパチニ小体である．	⑤ パチニ小体は 100 Hz 前後の<u>振動</u>を感知するといわれており，振せん術による皮膚振動の知覚は，皮膚変位の速度を感知する<u>マイスナー小体</u>や<u>毛包受容器</u>と考えられる．

パチニ小体 → マイスナー小体や毛包受容器　×

● 6　触圧覚に関与する受容器の順応は，パチニ小体＞マイスナー小体＞メルケル盤の順に速い．	⑥ 触圧覚に関与する受容器の順応は，パチニ小体が最も<u>早く</u>，次に速度検出を行うマイスナー小体と<u>毛包受容器</u>，そして強度検出を行う<u>メルケル盤</u>とルフィニ終末の順である．

○

3. 反　射

3.1　反射について

●1　ある一定の刺激により，一定の反応が引き起こされる現象を反射という．

① 反射は，一定の刺激を感知する<u>受容器</u>，受容器からの興奮を伝える<u>求心路</u>，求心路と遠心路を結ぶ<u>反射中枢</u>，反射中枢からの興奮を伝える<u>遠心路</u>，反応を引き起こす<u>効果器</u>の5つから構成される．

○

●2　反射において求心性線維から遠心性線維へ興奮を伝達する部位を反射中枢という．

② 反射は，受容器，求心路，反射中枢，遠心路，効果器の5つの要素から構成される．反射中枢は<u>求心路</u>と<u>遠心路</u>の接合部位となる．

○

●3　反射中枢に興奮を伝える経路を遠心路という．

③ 反射中枢に興奮を伝えるのは，受容器からの興奮を伝える<u>求心路</u>である．

遠心路 → 求心路　×

●4　反射中枢において，シナプスが1つのみ介在する反射を単シナプス反射という．

④ 単シナプス反射の代表として<u>伸張反射</u>があげられる．ただし，厳密な単シナプス反射は，ほとんど存在しない．

○

●5　反射弓とは，受容器から反射中枢までの経路をさす．

⑤ 反射弓とは，<u>受容器</u>から反射中枢を介して<u>効果器</u>までの興奮の経路をさす．

反射中枢 → 効果器　×

第6章 鍼灸治効の基礎

問題　　　　解説と解答

3.2 体性－運動反射

● 1 伸張反射は多シナプス反射である．
① 伸張反射は，最も単純な経路である<u>単シナプス</u>反射の代表である．

多シナプス反射 → 単シナプス反射　×

● 2 伸張反射では，伸展された筋紡錘の興奮が引き金になる．
② 伸張反射とは，筋を<u>伸展</u>することにより<u>筋紡錘</u>の興奮が誘発され，その興奮が伸展した筋に伝導してくることにより引き起こされる筋収縮までの現象をさす．

○

● 3 伸張反射では，伸展された筋の拮抗筋は収縮する．
③ 伸張反射は，伸展した筋自体が<u>筋収縮</u>を起こす現象であり，拮抗筋は<u>弛緩</u>する．

収縮 → 弛緩　×

● 4 腹壁反射は，伸張反射に分類される．
④ 上肢の代表的な伸張反射としては，上腕二頭筋反射，上腕三頭筋反射，腕橈骨筋反射があり，下肢では膝蓋腱反射，アキレス腱反射がある．腹壁反射は<u>皮膚反射</u>に分類される．

伸張反射 → 皮膚反射　×

● 5 筋紡錘におけるⅠa群線維の興奮は，拮抗抑制を誘発する．
⑤ 筋紡錘における興奮は，その筋紡錘が存在する筋自体には収縮を引き起こすが，拮抗筋には<u>弛緩</u>作用を誘発する．これが<u>拮抗抑制</u>である．

○

83

第6章 鍼灸治効の基礎

3.2 体性－運動反射

問題 | **解説と解答**

● 6 求心路が運動神経で，遠心路が感覚神経である反射を体性－運動反射という．

⑥ 体性－運動反射とは，体性神経系の感覚神経が求心路，体性神経系の運動神経が遠心路の反射である．

運動神経 → 感覚神経
感覚神経 → 運動神経 | ×

● 7 侵害刺激により刺激を受けた肢全体が屈曲する反射を，逃避反射という．

⑦ 逃避反射のほかに屈曲反射とも呼ぶ．例えば，侵害刺激である火が右手に近づいたときに，右上肢全体を火から遠ざけるように右上肢全体の屈筋が収縮する様子が逃避反射である．

○

● 8 逃避反射の遠心路は自律神経である．

⑧ 逃避反射は，刺激を受けた肢全体の屈筋収縮が誘発される現象であることから，遠心路は運動神経といえる．

自律神経 → 運動神経 | ×

● 9 侵害刺激を受けた側と対側の肢において，伸筋が収縮することを交叉性伸展反射という．

⑨ 逃避反射では，侵害刺激を受けた側の屈筋が収縮し肢全体が屈曲するが，対側の肢では伸筋が収縮し肢全体が伸展する．この対側の肢全体が伸展する様子が交叉性伸展反射である．

○

3.3 自律神経反射

● 1 自律神経反射とは,遠心路が運動神経の反射の総称である.

① 自律神経反射とは,<u>自律神経</u>を介して内臓器などの機能を調節する反射である.したがって遠心路は<u>自律神経</u>となる.

運動神経 → 自律神経　×

● 2 体性−内臓反射は自律神経反射に含まれる.

② 体性−内臓反射は,皮膚や筋などの体性組織に加えられた刺激により内臓器に引き起こされる反射の総称であり,遠心路は<u>自律神経</u>である.したがって<u>自律神経</u>反射に含まれる.内臓−内臓反射も<u>自律神経</u>反射の1つである.

○

● 3 内臓−内臓反射における受容器と効果器はともに内臓器に存在する.

③ 内臓−内臓反射という用語は,最初の「内臓」は<u>受容器</u>の存在場所をさし,後の「内臓」が<u>効果器</u>の存在場所をさす.

○

● 4 圧受容器反射は,内臓−内臓反射に分類される.

④ 圧受容器反射は,大動脈弓や頸動脈洞の圧受容器が血圧上昇を感知し,反射性に心機能を<u>抑制</u>したり血管を<u>拡張</u>して血圧を下げる現象である.したがって,受容器は内臓器,求心性線維は内臓求心性神経,遠心路は自律神経,効果器も内臓器となり,<u>内臓−内臓反射</u>に分類される.

○

第6章　鍼灸治効の基礎

| 問題 | 解説と解答 |

3.3　自律神経反射

● 5　膀胱反射の遠心路は自律神経である．

⑤ 膀胱に分布する遠心性神経は<u>自律神経</u>であり，膀胱反射の際に膀胱機能を調節するのはその自律神経である．<u>内臓－内臓反射</u>に分類される．

○

● 6　ヘーリング・ブロイエル反射は，内臓－内臓反射である．

⑥ ヘーリング・ブロイエル反射は別名<u>肺伸展受容器</u>反射と呼ばれ，吸息によって肺が伸展することにより肺尖にある伸展受容器が興奮し，反射性に呼吸筋を弛緩させることで<u>呼息</u>に切り替える反射である．したがって，遠心路は呼吸筋を支配する運動神経であるので，<u>内臓－体性反射</u>に分類される．

内臓－内臓　→　内臓－体性　×

● 7　内臓－体性反射の１つである筋性防御における遠心路は，交感神経である．

⑦ 筋性防御は腹腔内などでの<u>炎症</u>が引き金となり，反射性に腹筋が収縮する現象である．したがって，効果器である腹筋を支配する遠心路は<u>運動神経</u>となる．

交感神経　→　運動神経　×

要点チェック

■自律神経反射

分類	受容器の所在	求心路	遠心路	効果器	例
内臓－内臓反射	内臓器	内臓求心性線維	自律神経	内臓器	圧受容器反射 蓄尿反射 胃－結腸反射 直腸－結腸反射
体性－内臓反射	体性組織	感覚神経	自律神経	内臓器	体温調節反射 体性－膀胱抑制反射 対光反射 射乳反射

3.4 ヘッド帯・マッケンジー帯

● 1 内臓に疾患がある場合に，その臓器に相当するある一定の皮膚領域に現れる知覚過敏帯をマッケンジー帯という．

① 内臓疾患において，その臓器に相当するある一定の皮膚領域における知覚過敏帯をヘッド帯という．皮膚でなく，筋や結合組織に現れる知覚過敏帯をマッケンジー帯と呼ぶ．

マッケンジー帯 → ヘッド帯　×

● 2 心臓の疾患に関与する過敏帯の現れやすい皮膚分節は，C3－C4のみである．

② C3－C4とT2－T8である．おもに左側に出現しやすい．

C3－C4のみ → C3－C4とT2－T8　×

● 3 肺疾患に関与する過敏帯の現れやすい皮膚分節は，T2－T9のみである．

③ C3－C4とT2－T9であり，心疾患と重複するところが多い．

T2－T9のみ → C3－C4とT2－T9　×

● 4 胃疾患に関与する過敏帯の現れやすい皮膚分節は，T6－T12である．

④ 両側または左側に出現しやすい．

○

● 5 肝疾患に関与する過敏帯の現れやすい皮膚分節は，T7－T10のみである．

⑤ C3－C4とT7－T10である．おもに右側に出現しやすい．

T7－T10のみ → C3－C4とT7－T10　×

問題	解説と解答
● 6 胆嚢に関与する過敏帯の現れやすい皮膚分節は，T7－T8である．	⑥ <u>T7</u>－<u>T11</u>に出現しやすい．
	T8 → T11 ✗
● 7 T6－T12は腸疾患に関与する過敏帯の現れやすい皮膚分節である．	⑦ <u>T9</u>－<u>T12</u>に出現しやすい．
	T6 → T9 ✗
● 8 T12－L4は腎臓や尿道疾患に関与する過敏帯の現れやすい皮膚分節である．	⑧ <u>T12</u>－<u>L1</u>に出現しやすい．
	L4 → L1 ✗
● 9 T12－L1は子宮に関与する過敏帯の現れやすい皮膚分節である．	⑨ <u>T10</u>－<u>L1</u>に出現しやすい．
	T12 → T10 ✗
● 10 L1－L3は前立腺に関与する過敏帯の現れやすい皮膚分節である．	⑩ <u>T2</u>－<u>T8</u>と<u>S1</u>－<u>S3</u>に出現しやすい．
	L1－L3 → T2－T8とS1－S3 ✗

3.4 ヘッド帯・マッケンジー帯

要点チェック

■ヘッド帯

内臓器	過敏帯の現れやすい皮膚分節
心臓	C3 - C4, T2 - T8
肺	C3 - C4, T2 - T9
胃	T6 - T12
肝臓	C3 - C4, T7 - T10
胆嚢	T7 - T11
腸	T9 - T12
腎臓, 尿道	T12 - L1
子宮	T10 - L1
前立腺	T2 - T8, S1 - S3

第6章 鍼灸治効の基礎

問 題	解説と解答

3.5 鍼灸刺激と反射

● 1 良導絡・良導点理論の論拠となっている反射は,皮脂腺反射である.

① 良導絡理論は,井穴などの皮膚抵抗減弱点を診断点または治療点とする療法で,皮膚抵抗を規定する皮脂腺反射がその理論的根拠になっている.

○

● 2 良導絡理論の提唱者は石川太刀雄博士である.

② 石川太刀雄は皮電点理論の提唱者,良導絡理論の提唱者は中谷義雄である.

石川太刀雄 → 中谷義雄 ×

● 3 皮電点理論の論拠となっている反射は,圧発汗反射である.

③ 皮電点理論の根拠となっている反射は,皮膚血管反射である.

圧発汗反射 → 皮膚血管反射 ×

● 4 脊椎の圧診点の分節近くに皮膚温低下が出現することをエアポケット現象という.

④ 圧診点付近の血管が収縮し,それに伴い引き起こされる皮膚温低下を反映しているといわれている.

○

● 5 丘診点の提唱者は,藤田六朗である.

⑤ 丘疹点は,内臓疾患の際に,これに対応する皮膚分節上に現れる丘疹などの皮膚変化を説明したものである.

○

● 6 異常部位の皮下組織をつまむと,鋭敏または鈍麻などの異常感覚が現れる点を圧診点という.

⑥ 問題文の内容は撮診点の解説である.圧診点とは,特定の内臓疾患に際して特異的に現れる圧痛点のことである.

圧診点 → 撮診点 ×

91

第6章 鍼灸治効の基礎

3.5 鍼灸刺激と反射

● 7 撮診点の提唱者は，中谷義男である．

⑦ 内臓器に病変があるときに現れる<u>皮下</u>組織の知覚異常部位を撮診点と呼び，提唱者は<u>成田夫助</u>である．

中谷義男 → 成田夫助　×

● 8 軸索反射は，シナプスを介した反射である．

⑧ 求心性神経線維の終末にある受容器の興奮が，軸索の<u>側枝</u>を経由して逆行性に軸索末端部に伝導することを軸索反射という．つまり，軸索反射では，<u>反射中枢</u>を介して行われる本来の反射ではないため，シナプスを経由することはない．

反射である → 反射ではない　×

要点チェック

■理論と提唱者

理論	提唱者	特徴
皮電点	石川太刀雄	皮膚血管反射
良導絡	中谷義雄	皮脂腺反射
丘疹点	藤田六朗	内臓疾患に際し，皮膚分節上に丘疹出現
撮診点	成田夫助	異常部位をつまむと異常感覚

第6章 鍼灸治効の基礎

問 題   解説と解答

3.6 応用問題

● 1 鍼刺激により誘発される体性—内臓反射には，B線維とC線維が関与する．

① 体性−内臓反射では，その遠心路に自律神経が関与する．この自律神経において交感神経節後線維はおもにB線維，副交感神経節後線維はおもにC線維であることから，鍼灸刺激により体性−内臓反射が誘発された場合，内臓器調節にはB線維およびC線維が関与すると考えられる．

○

● 2 上肢への鍼刺激によって施術部位に発赤が誘発されたとき，その機序として軸索反射が考えられる．

② 鍼刺激によって局所的な機序で発赤が生じた場合には，軸索反射が考えられる．また，脊髄を介して反射性に誘発された場合には，体性−内臓反射が考えられる．

○

● 3 下肢への鍼刺激によって反射性に胃腸管運動が促進された場合，その反射弓には運動神経が関与する．

③ 反射性に胃腸管運動が促進されるとすれば，鍼刺激による体性−内臓反射の誘発が考えられる．したがって求心路は感覚神経，遠心路は自律神経となり，反射弓に運動神経の関与はあまり考えられない．

運動神経 → 自律神経 ×

● 4 発赤の背景となる軸索反射において，関与するシナプスは1個である．

④ 軸索反射は反射中枢をもたない反射である．したがってシナプスの関与はない．

1個 → 0個 ×

3 反射

93

第6章 鍼灸治効の基礎

問　題	解説と解答

3.6 応用問題

●5 膝蓋腱反射は，体性－体性反射に分類される．

⑤ 膝蓋腱反射などの伸張反射の受容器は筋紡錘，効果器は骨格筋であり，いずれも体性組織である．したがってこれら膝蓋腱反射を含む伸張反射は，体性－体性反射といえる．

○

●6 対光反射の反射中枢は中脳にあり，その遠心路は交感神経線維である．

⑥ 対光反射は，眼球に当てた光により縮瞳が誘発される反射である．受容器は視細胞，求心路は視神経，反射中枢は中脳，遠心路は動眼神経性副交感神経線維，効果器は瞳孔括約筋であることから，体性－内臓反射といえる．

交感神経線維 → 副交感神経線維　×

●7 角膜反射の求心路は感覚神経，遠心路は運動神経である．

⑦ 角膜反射は，角膜への触刺激により瞬目が誘発される反射である．受容器は角膜，求心路は三叉神経，反射中枢は橋，遠心路は顔面神経，効果器は眼輪筋であることから，体性－体性反射といえる．

○

4. 鍼鎮痛と鍼灸の治療的作用

4.1 鍼麻酔

● 1 鍼麻酔には，手術下で患者の意識が完全に保たれる長所がある．

① 鍼麻酔の長所としては，①意識が完全に保たれる，②体質の弱い者やショック状態の患者，麻酔薬の使用ができない患者にも使用できる，③術後痛が軽く，術中の出血量も少ない，④複雑な麻酔機器が不要で経済的である，などの点があげられる．

○

● 2 鍼麻酔下で手術を行う際，術後の痛みが軽く，術中の出血量も少ない．

② 鍼麻酔の長所としては，術後痛の軽減や，術中出血量の減少が報告されている．

○

● 3 鍼麻酔下の手術は，その麻酔効果が一定で，個体差がない．

③ 鍼麻酔の短所としては，①鎮痛効果の発現が一定でなく個体差がある，②鎮痛発現に時間がかかる，③十分な筋弛緩が得られない，④皮膚切開が知覚され内臓牽引痛が除去しにくい，などがある．

麻酔効果が一定で個体差がない → 麻酔効果が一定でなく個体差がある ×

● 4 鍼麻酔下の手術では，十分な筋弛緩が得られにくい．

④ 鍼麻酔下の手術では，十分な筋弛緩が得られないことがあり，切開が困難なことがある．

○

95

第6章 鍼灸治効の基礎

問 題	解説と解答

4.1 鍼麻酔

● 5　鍼麻酔下の手術では，内臓牽引痛がまったく発生しない．

⑤　腹部での手術など，臓器を移動する際に<u>内臓牽引痛</u>が除去しにくい．

内臓牽引痛がまったく発生しない → 内臓牽引痛が除去しにくい　×

● 6　鍼麻酔では，すべての感覚が鈍麻する．

⑥　鍼麻酔が誘発された場合，おもに<u>痛覚</u>が鈍麻され，その他の感覚の<u>求心性</u>情報はあまり遮断されない．

すべての感覚 → おもに痛覚　×

要点チェック

■鍼麻酔の特徴
　長所：①<u>覚醒下</u>で手術が可能
　　　　②麻酔薬が使用不可な患者でも適応可能
　　　　③麻酔薬量を減量させることができる
　　　　④ショック状態の患者に使用可能
　　　　⑤<u>術後痛</u>が軽減
　　　　⑥術中の<u>出血量</u>が少ない
　　　　⑦高価な麻酔器を必要とせず，操作が簡便で<u>経済的</u>
　短所：①麻酔効果の発現が一定でなく，<u>個人差</u>が大きい
　　　　②十分な<u>筋弛緩</u>が得られない
　　　　③皮膚切開がある程度知覚される
　　　　④<u>内臓牽引痛</u>が除去しにくい

4.2 内因性鎮痛物質

●1 生体内に存在する麻薬様物質を内因性モルヒネ様物質という.

① 代表的な内因性モルヒネ様物質としては，エンドルフィン，エンケファリン，ダイノルフィンがあげられる．

○

●2 エンドルフィンやエンケファリンは内因性モルヒネ様物質に含まれる．

② モルヒネ様作用を示す内因性オピオイドとしては，そのほかにダイノルフィンがあげられる．

○

●3 エンケファリンが高い親和性を示すオピオイド受容体はκタイプである．

③ オピオイド受容体には少なくともμ（ミュー），δ（デルタ），κ（カッパー）の3種類があり，エンケファリンはδ，エンドルフィンはμ，ダイノルフィンはκとそれぞれ高い親和性を示す．

κ → δ ×

●4 ダイノルフィンは発痛物質である．

④ ダイノルフィンは，エンドルフィンやエンケファリンとともに内因性オピオイドに含まれる鎮痛物質である．

発痛物質 → 鎮痛物質 ×

●5 エンケファリンの前駆物質はプロオピオメラノコルチンである．

⑤ エンケファリンの前駆物質はプロエンケファリンである．エンドルフィンの前駆物質がプロオピオメラノコルチン，ダイノルフィンの前駆物質がプロダイノルフィンである．

プロオピオメラノコルチン → プロエンケファリン ×

第6章 鍼灸治効の基礎

4.3 鍼鎮痛・ゲートコントロール理論

● 1　下行性疼痛抑制系による鎮痛作用は，ナロキソンにより増強される．

① ナロキソンは内因性オピオイドの拮抗物質であるので，下行性疼痛抑制系における鎮痛作用を減弱させる．

増強される → 減弱される　×

● 2　下行性疼痛抑制系において，中脳内における主要な部位は縫線核である．

② 下行性疼痛抑制系において，中脳における主要な部位は中脳中心灰白質である．縫線核は延髄に存在する．

縫線核 → 中脳中心灰白質　×

● 3　鍼通電刺激により下行性疼痛抑制系を賦活させるには，筋収縮を誘発する刺激強度が必要とされる．

③ 動物実験などの結果から，合谷（第1背側骨間筋）や足三里（前脛骨筋）に鍼通電を行った際，効果的に下行性疼痛抑制系を賦活させるためには，筋収縮を誘発させる必要があるとされている．

○

● 4　低頻度鍼通電により下行性疼痛抑制系が賦活されたときには，通電直後から鎮痛効果が誘発される．

④ 低頻度（数 Hz）鍼通電により下行性疼痛抑制系が賦活された際の鎮痛効果は，15～30分後より発現するとされている．

通電直後 → 通電 15～30分後　×

第6章 鍼灸治効の基礎

4 鎮痛と鍼灸の治療作用

● 5 ラット脳室内に抗β-エンドルフィン血清を投与すると，下行性疼痛抑制系による鍼鎮痛が消失する．

⑤ 下行性疼痛抑制系が賦活されるには，β-エンドルフィンが中脳中心灰白質に作用する必要がある．したがって抗β-エンドルフィン血清を投与した際には，その薬理作用が減弱し，下行性疼痛抑制系を介した鍼鎮痛が減弱または消失する．

○

● 6 細い無髄神経の興奮が太い有髄神経線維の興奮を脊髄内で遮断することを説明したのが，ゲートコントロール理論である．

⑥ ゲートコントロール理論によると，太い有髄神経線維の興奮が細い無髄神経線維の興奮を脊髄内（または延髄内）で遮断する．

細い無髄神経 → 太い無髄神経，太い有髄神経 → 細い有髄神経 ×

● 7 ゲートコントロール理論では，鎮痛効果は脊髄分節性に出現する．

⑦ 太い有髄神経線維の興奮が脊髄後根より進入し，脊髄後角内で細い無髄神経線維の興奮を遮断するので，遮断による鎮痛効果は脊髄分節性に現れる．

○

● 8 ゲートコントロール理論による鎮痛効果は，ナロキソンにより拮抗される．

⑧ ゲートコントロール理論による脊髄後角内などでの鎮痛効果には，内因性オピオイドは関与しないので，ナロキソンによる鎮痛拮抗作用は観察されない．

拮抗される → 拮抗されない ×

● 9 ゲートコントロール理論において，痛覚信号が修飾される部位は脊髄前角内である．

⑨ 太い有髄神経線維と細い無髄神経線維が介在ニューロンを介してシナプス結合するのは，脊髄後角内である．

脊髄前角内 → 脊髄後角内 ×

4.3 鍼鎮痛・ゲートコントロール理論

要点チェック

■内因性鎮痛機構の分類

鎮痛機構	神経線維	鎮痛効果	鎮痛範囲	内因性オピオイド	ナロキソン拮抗
下行性疼痛抑制系	$A\delta$線維	刺激終了後も持続	全身性	関与する	拮抗される
ゲートコントロール理論	$A\beta$線維	刺激中のみ持続	分節性	関与しない	拮抗されない

4.4 鍼灸施術の治療的作用

● 1 鍼刺激には機械的刺激の要素がある.

① 刺鍼した鍼に手技を加える際には皮膚変位が起こる．この皮膚変位は<u>触圧覚</u>として認知されるので，鍼刺激には機械的刺激の要素があるといえる．

○

● 2 鍼灸治療による調整作用には，鎮静作用はあるが興奮作用はない.

② 鍼刺激には，知覚障害や運動障害または内臓器官に対する<u>興奮作用</u>がある．

鎮静作用はあるが興奮作用はない → 鎮静作用や興奮作用がある ×

● 3 刺鍼局所で誘発された軸索反射が強く関与する治療的作用は，転調作用である.

③ 問題文の内容は<u>誘導作用</u>の解説である．転調作用は，自律神経失調症やアレルギー体質の改善をさす．

転調作用 → 誘導作用 ×

● 4 鍼灸の治療的作用において，患部から離れた部位に施術し，血液をそちらに誘導し，患部の血液を調節する方法を患部誘導法という.

④ 問題文の内容は<u>健部誘導法</u>の解説である．患部誘導法は，直接患部に施術して血流を他の健部から誘導する方法である．

患部誘導法 → 健部誘導法 ×

● 5 神経系の機能亢進を抑制する作用が，鍼灸の鎮静作用である.

⑤ 鍼灸には局所的な痙攣や疼痛，筋緊張といった<u>神経</u>系における機能亢進を<u>抑制</u>する作用がある．

○

第6章 鍼灸治効の基礎

4.4 鍼灸施術の治療的作用

● 6 鍼灸刺激によって誘発される局所的な血液循環の調節作用を反射作用という．

⑥ 問題文の内容は，鍼灸の誘導作用の解説である．この誘導作用を応用したものとして，患部に血液を誘導するのに患部に施術する患部誘導法と健部に施術する健部誘導法がある．反射作用とは，神経学的反射機転を介して施術部位の遠隔における機能を調整する作用をさす．

反射作用 → 誘導作用　×

● 7 鍼灸刺激によって炎症の治癒が促進されることを消炎作用という．

⑦ 鍼灸刺激により，局所における白血球数の増加など生体防御機能を亢進する作用が報告されており，それらにより炎症の治癒が促進されると考えられている．

○

4.5 応用問題

●1 鍼麻酔は，麻酔薬にアレルギーを持つ患者に対して用いることができる．

① 副作用の発現などにより麻酔薬が使用できない患者に対しても，鍼麻酔は適応することができる．ただし，その鎮痛効果の発現には個体差がある．

○

●2 鍼刺激により，ゲートコントロール理論に基づく鎮痛効果が発現した場合，鍼刺激はC線維を興奮させたといえる．

② ゲートコントロール理論による鎮痛効果の発現には，Aβ線維などの太径有髄神経線維の興奮が不可欠となる．したがって，C線維よりもAβ線維が妥当である．

C線維 → Aβ線維　×

●3 鍼刺激による下行性疼痛抑制系の賦活に個体差はない．

③ 動物実験においても，鍼刺激による下行性疼痛抑制系の賦活には個体差があることが報告されている．

個体差はない → 個体差がある　×

●4 鍼刺激によって遊離するβ-エンドルフィンの前駆物質は，副腎皮質刺激ホルモンの前駆物質と同一である．

④ β-エンドルフィンと副腎皮質刺激ホルモンの前駆物質は，ともにプロオピオメラノコルチン（POMC）である．

○

4.5 応用問題

5 鍼刺激により下行性疼痛抑制系が賦活する根拠として，ナロキソン投与によってその鎮痛効果が拮抗されることがあげられる．

⑤ ナロキソンは内因性オピオイドの<u>拮抗</u>物質であり，それらの投与により鍼鎮痛が<u>抑制</u>されることから，鍼刺激により下行性疼痛抑制系が賦活されることが示唆される．

○

6 関節炎など，その局所に鍼刺激が与えられない場合，患部誘導法を行うことは妥当である．

⑥ 関節炎などの炎症部位に鍼灸刺激を行うことは，<u>感染</u>を誘発する可能性がある．したがって安全性を求める場合には，<u>健部誘導法</u>を用いるべきである．

患部誘導法 → 健部誘導法 ×

7 鍼灸刺激により誘発されるγグロブリンや補体の増加は，免疫機能の亢進を示唆しており，鍼灸の防御作用と呼ばれる．

⑦ 鍼灸刺激には，<u>免疫</u>機能を高め，生体の<u>防御</u>機能を改善する作用があるといわれている．

○

第7章　鍼灸療法の一般治効理論

問　題　　　　　解説と解答

1．自律神経と鍼灸

1.1　自律神経の概要

● 1　交感神経系の起始部は，第1胸髄から第2（ないし3）胸髄の中間外側角である．

① 交感神経系の起始部は，第1胸髄から第2（ないし3）腰髄の中間外側角である．

第2（ないし3）胸髄 → 第2（ないし3）腰髄　×

● 2　副交感神経系の起始部は，第2仙髄から第4仙髄のみである．

② 副交感神経系の起始部は，脳幹部と第2〜4仙髄である．

第2仙髄から第4仙髄のみ → 脳幹部と第2〜4仙髄　×

● 3　自律神経節前線維が脊髄内でシナプスする部位を自律神経節という．

③ 自律神経節は脊髄外に存在する．

脊髄内 → 脊髄外　×

105

第7章 鍼灸療法の一般治効理論

問題　　　　　　解説と解答

1.1 自律神経の概要

●4　1つの効果器を交感神経と副交感神経の2系統で調節支配することを拮抗支配という．

④ 交感神経と副交感神経の2系統により1つの臓器などの効果器を調節することを<u>二重支配</u>という．<u>拮抗支配</u>は，これら交感神経と副交感神経が相反する作用を示しながら効果器を支配することをいう．

拮抗支配 → 二重支配　×

●5　仙髄に起始する副交感神経を下腹神経という．

⑤ 下腹神経は第1〜2<u>腰髄</u>から始まる交感神経性の末梢神経である．仙髄に起始する副交感神経は<u>骨盤</u>神経である．

下腹神経 → 骨盤神経　×

●6　自律神経にはトーヌスがない．

⑥ 自律神経には<u>トーヌス</u>（自発放電）があり，とくに交感神経では安静時において<u>2</u> Hz 前後で自発放電が認められる．

トーヌスがない → トーヌスがある　×

1.2 自律神経の生理的機能

● 1 立毛筋や汗腺は，副交感神経のみにより支配される．

① 立毛筋や汗腺は<u>交感</u>神経のみにより支配される．

副交感神経 → 交感神経　×

● 2 交感神経が興奮することにより，胃腸管の平滑筋は収縮する．

② 交感神経の興奮により，気管支や胃腸管・直腸などの平滑筋は<u>弛緩</u>する．

収縮 → 弛緩　×

● 3 副腎髄質は自律神経系により拮抗支配される．

③ 副腎髄質は，<u>交感</u>神経のみにより支配されており，拮抗支配はない．

拮抗支配される → 拮抗支配されない　×

● 4 副腎髄質には自律神経節前線維が直接接続する．

④ 副腎髄質は自律神経節後線維の集合であり，副腎髄質自体が<u>自律神経節</u>といえる．

○

● 5 涙腺は自律神経により二重支配される．

⑤ 涙腺は<u>副交感</u>神経のみにより支配される．

二重支配される → 二重支配されない　×

● 6 瞳孔括約筋は交感神経支配のみである．

⑥ 瞳孔括約筋は<u>動眼</u>神経の<u>副交感神経線維</u>により支配される．瞳孔散大筋は交感神経のみにより支配される．

交感神経支配のみ → 副交感神経支配のみ　×

107

第7章 鍼灸療法の一般治効理論

1.2 自律神経の生理的機能

●7 脳神経のなかで副交感神経線維を含むのは動眼神経のみである.

⑦ 脳神経において，副交感神経線維を含むのは<u>動眼</u>神経，<u>顔面</u>神経，舌咽神経と迷走神経である.

動眼神経のみ → 動眼神経，顔面神経，舌咽神経と迷走神経 | ×

●8 動眼神経における副交感神経線維が支配する効果器は，瞳孔括約筋と毛様体筋である.

⑧ 動眼神経の副交感神経線維は，<u>瞳孔括約筋</u>と<u>毛様体筋</u>である．瞳孔括約筋の収縮により，瞳孔の収縮（<u>縮瞳</u>）が起こる.

| ○

●9 交感神経興奮により心拍数は増加する.

⑨ 交感神経の興奮により効果器である心臓では，心拍数<u>増加</u>，心拍出量<u>増加</u>，伝導速度の増加が引き起こされる.

| ○

●10 交感神経興奮により胃腸管の分泌機能は亢進される.

⑩ <u>副交感</u>神経の興奮により胃腸管の分泌機能は亢進される.

亢進される → 抑制される | ×

●11 交感神経活動時には，膀胱は蓄尿作用を示す.

⑪ 交感神経が活動するときは，下腹神経を介して<u>内尿道括約筋</u>が収縮し，<u>排尿筋</u>が弛緩する．したがって蓄尿作用を示す.

| ○

要点チェック

■自律神経系の作用

効果器	交感神経活動亢進	副交感神経活動亢進
瞳孔	散瞳（瞳孔散大筋収縮） 毛様体筋弛緩 （水晶体が薄くなる，屈折率↓）	縮瞳（瞳孔括約筋収縮） 毛様体筋収縮 （水晶体が厚くなる，屈折率↑）
心拍数	増加	減少
気管支	平滑筋弛緩（気管支拡張）	平滑筋収縮（気管支縮小）
胃腸管	平滑筋弛緩（胃腸管運動抑制） 分泌抑制	平滑筋収縮（胃腸管運動促進） 分泌促進
膀胱	蓄尿 排尿筋弛緩，内尿道括約筋収縮	排尿 排尿筋収縮，内尿道括約筋弛緩
副腎髄質	カテコールアミン分泌	支配なし
立毛筋	収縮	支配なし
汗腺	分泌	支配なし

1.3 自律神経系の化学的伝達と受容体

●1 交感神経節前線維はノルアドレナリンを分泌する.

① ノルアドレナリンは<u>交感</u>神経節<u>後</u>線維のみから分泌される．交感神経節前線維からは，<u>アセチルコリン</u>が分泌される．

ノルアドレナリン → アセチルコリン ×

●2 副交感神経節後線維から分泌される物質はアセチルコリンである.

② <u>交感</u>神経節<u>前</u>線維，<u>副交感</u>神経の節前および節後線維はアセチルコリンを分泌する．

○

●3 アセチルコリンの作用するムスカリン受容体は，副交感神経節後線維に存在する.

③ アセチルコリンの作用する<u>ムスカリン</u>受容体は，副交感神経節後線維が接続する<u>効果器</u>に存在する．

副交感神経節後線維 → 副交感神経節後線維が接続する効果器 ×

●4 自律神経節内での伝達物質はアセチルコリンである.

④ 自律神経節内では，交感神経節<u>前</u>線維または副交感神経節<u>前</u>線維の軸索が終止している．したがって，伝達物質は<u>アセチルコリン</u>となる．

○

要点チェック

■自律神経系に関与する伝達物質

伝達物質	放出する神経線維	作用部位
ノルアドレナリン	交感神経節後ニューロン	効果器のα受容体・β受容体
アセチルコリン	交感神経節前ニューロン	交感神経節後ニューロンのニコチン性受容体
	副交感神経節前ニューロン	副交感神経節後ニューロンのニコチン性受容体
	副交感神経節後ニューロン	効果器のムスカリン受容体

第7章 鍼灸療法の一般治効理論

| 問　題 | 解説と解答 |

1.4　自律神経におよぼす鍼灸刺激の影響

● 1　体表面への鍼刺激が内臓器の働きを調節する機序の1つに内臓−体性反射があげられる．

① 体表面への鍼刺激は体性組織への刺激となり，自律神経を介して内臓器の機能を調節した場合には，その背景の1つとして体性−内臓反射の誘発が考えられる．

内臓−体性反射 → 体性−内臓反射　×

● 2　鍼刺激によって誘発された胃運動抑制作用の背景には，交感神経系の抑制作用がある．

② 胃運動の抑制は交感神経促進および副交感神経抑制により誘発される．したがって体性−内臓反射を介して鍼刺激が胃運動を抑制させた場合，その背景には交感神経系の促進作用がある．

交感神経系の抑制作用 → 交感神経系の促進作用　×

● 3　鍼刺激が誘発した軸索反射による発赤（フレア）は，皮膚における血管収縮に起因する．

③ 軸索反射により軸索末端部から放出されるサブスタンスPなどの物質は交感神経線維に作用して交感神経のノルアドレナリン分泌を促進する．したがって皮膚血管の弛緩（拡張）が誘発される．

血管収縮 → 血管拡張　×

● 4　軸索反射では，反射中枢は脊髄である．

④ 軸索反射は求心性神経線維で発生した興奮が軸索側枝を逆行性に伝導することである．したがって反射の構成要素の1つである反射中枢は存在しない．

反射中枢は脊髄である → 反射中枢は存在しない　×

第7章 鍼灸療法の一般治効理論

問題	解説と解答
●5 透熱灸では，軸索反射が誘発される．	⑤ 透熱灸の直後に出現する発赤（フレア）は，熱刺激によりポリモーダル受容器が興奮し，<u>軸索</u>反射を介して誘発された皮膚血管<u>拡張</u>による局所性充血である．

○

| ●6 鍼刺激により血圧は必ず下降する． | ⑥ 鍼刺激には治療作用として血圧<u>降下</u>作用が報告されている．しかし鍼刺激には，<u>侵害</u>刺激としての側面があり，刺激強度を上げていくと明らかな痛覚を誘発する．そのような痛覚が誘発されるときには，血圧は<u>上昇</u>することがある． |

必ず下降する → 下降するときがある　×

| ●7 鍼灸刺激の迷走神経に及ぼす影響を観察する場合，副腎髄質は適切な臓器である． | ⑦ 副腎髄質は交感神経のみにより支配されるので，迷走神経（<u>副交感</u>神経）機能を評価する際には不適当である． |

適切 → 不適切　×

1　自律神経と鍼灸

第7章 鍼灸療法の一般治効理論

1.5 応用問題

●1 鍼刺激によって誘発された心拍数減少の背景には，副交感神経の抑制がある．

① 心拍数減少の背景には，交感神経の抑制と副交感神経の亢進がある．実験では，両者の関与が報告されている．

抑制 → 亢進 | ×

●2 気管支拡張と胃腸管運動抑制に共通する機序は，交感神経の興奮である．

② 交感神経の興奮により気管支平滑筋が弛緩することで気管支拡張が誘発され，胃腸管平滑筋が弛緩することで胃腸管運動抑制が誘発される．

| ○

●3 鍼刺激による蓄尿促進の背景には，排尿筋弛緩がある．

③ 排尿筋弛緩と膀胱括約筋収縮により膀胱容量が増加し蓄尿が行われる．鍼刺激により蓄尿が促進された場合には膀胱容量が増加する排尿筋弛緩が誘発されていると考えられる．

| ○

●4 皮膚血管の収縮には，ノルアドレナリンが作用するα受容体が関与する．

④ 交感神経が興奮することにより，節後線維から放出されるノルアドレナリンが血管に分布するα受容体に結合し，皮膚血管収縮が誘発される．

| ○

第7章 鍼灸療法の一般治効理論

問　題	解説と解答

● 5　心拍数減少や胃腸管運動促進の背景には，効果器に存在するニコチン性受容体へのアセチルコリンの作用がある．

⑤ 心拍数減少など副交感神経亢進が背景にある場合には，効果器へのアセチルコリンの作用が不可欠である．そして，アセチルコリンが作用する受容体は，副交感神経節後線維であればニコチン性受容体，効果器であればムスカリン性受容体となる．

ニコチン性 → ムスカリン性　×

● 6　鍼刺激により骨格筋血管が拡張し血流が増加した場合には，骨格筋血管に作用した物質としてノルアドレナリンが考えられる．

⑥ 骨格筋血管にはムスカリン性受容体が分布しており，これらにアセチルコリンが結合して骨格筋血管が拡張する．したがって，鍼刺激により骨格筋血管の拡張が誘発された背景には，アセチルコリンの放出が考えられる．

ノルアドレナリン → アセチルコリン　×

● 7　腹部鍼刺激により胃腸管運動が抑制された場合には，副交感神経線維のトーヌス亢進が考えられる．

⑦ 胃腸管運動抑制の背景には，交感神経興奮または副交感神経抑制が考えられる．したがって交感神経線維のトーヌス亢進が妥当である．

副交感神経線維 → 交感神経線維　×

115

2．炎症と鍼灸

2.1 炎症の概要

● 1　炎症における徴候の1つに冷感がある．

① 炎症の4大徴候は，<u>発赤</u>，<u>腫脹</u>，<u>熱感</u>，<u>疼痛</u>である．炎症性充血により熱感は発生するが，冷感が生じることはない．

冷感 → 発赤（または腫脹，熱感，疼痛）　×

● 2　機能障害は炎症の5大徴候の1つである．

② 炎症の4大徴候は発赤，腫脹，熱感，疼痛をさし，5大徴候では<u>機能障害</u>が含まれる．

○

● 3　炎症における発赤は，病変部の血管収縮による徴候である．

③ 炎症における血管作動性の変化は，短い血管収縮期に始まり，すぐに<u>細動脈</u>・<u>毛細血管</u>・毛細血管後性静脈の拡張を生じる．その結果もたらされる著しい血流<u>増加</u>が，病変部の発赤・熱感の成因となる．

血管収縮 → 血管拡張　×

● 4　炎症における腫脹の背景には，毛細血管の透過性亢進がある．

④ 炎症の際には毛細血管の<u>透過性亢進</u>が誘発され，血管から<u>蛋白質</u>に富む液性成分が漏出する．それが脈管外で貯留し浮腫がもたらされた状態が腫脹である．

○

第7章 鍼灸療法の一般治効理論

問 題	解説と解答

● 5 サイトカインは炎症の際,内因性メディエーターの働きをする.

⑤ サイトカインは数種類の細胞から分泌される<u>可溶性蛋白質</u>の1つで,発熱や白血球<u>増加</u>,肝細胞での蛋白質合成,<u>細胞接着</u>分子の合成などを惹起する.

○

● 6 炎症の初期には,傷害部へ赤血球の遊走が起こる.

⑥ 傷害部へは<u>白血球</u>の遊走が起こり,細菌や組織の破片などを取り込み,破壊する.

赤血球 → 白血球　×

● 7 炎症において発痛物質として働くブラジキニンには,血管拡張作用がある.

⑦ ブラジキニンは発痛作用のみでなく,<u>血管作動性メディエーター</u>としても働く.

○

要点チェック

■炎症の徴候
　4大徴候:発赤,腫脹,熱感,疼痛
　5大徴候:発赤,腫脹,熱感,疼痛,機能障害

2.2 炎症反応

1 炎症における疼痛は，知覚神経への炎症細胞の浸潤によって起こる．

① 炎症，とくに急性炎症における疼痛は，組織内圧の上昇および化学メディエーターであるブラジキニンの作用により誘発される．

炎症細胞の浸潤 → 組織内圧の上昇やブラジキニンの作用　×

2 炎症は，原因となる傷害が持続または反復するときに慢性化することがある．

② 慢性炎症は，原因となる傷害が持続・反復したり，炎症の原因物質を炎症性反応が完全に除去できないときなどに生じる．

○

3 炎症の組織修復過程を遅延させる障害因子として糖尿病があげられる．

③ 炎症において組織修復過程の障害因子としては，①組織破砕物の貯留，②循環障害，③遷延性感染，④糖尿病などの代謝性疾患，⑤ビタミンCや蛋白質の欠乏があげられる．糖尿病などの代謝性疾患では，易感染性や循環障害により組織修復が障害されやすい．

○

4 火傷の第Ⅱ度とは，痂皮形成の状態をさす．

④ 火傷分類では，第Ⅰ度は紅斑，第Ⅱ度は水泡形成，第Ⅲ度は痂皮形成，第Ⅳ度は炭化をさす．

痂皮形成 → 水泡形成　×

第7章 鍼灸療法の一般治効理論

問題	解説と解答
● 5　膿瘍は，好中球や単球，液状化した細胞片よりなり，循環血流との交通性は激しい．	⑤ 膿瘍は膿（好中球や単球，液状化した細胞片）で満たされた空隙で，線維性結合組織で境され，循環血流との交通性は乏しい．
	激しい → 乏しい　×
● 6　潰瘍は急性炎症の結果として生じることがある．	⑥ 潰瘍は表面上皮の欠損をさし，消化性潰瘍や皮膚の潰瘍などがあげられる．
	○
● 7　炎症発生から 2～3 日以降に，急性炎症局所において最も優勢な炎症細胞は，マクロファージである．	⑦ 急性炎症において炎症初期 24 時間には好中球が優勢となる．マクロファージは 2～3 日以降に優勢となる．
	○
● 8　アレルギー反応や寄生虫症における主要な炎症細胞は，好塩基球である．	⑧ 喘息，枯草熱，蕁麻疹，寄生虫症などでは好酸球増加が特徴的である．
	好塩基球 → 好酸球　×

要点チェック

■火傷の分類
　第Ⅰ度：紅斑
　第Ⅱ度：水泡形成
　第Ⅲ度：痂皮形成
　第Ⅳ度：炭化

2.3 白血球の概要

●1 白血球のなかで、顆粒球には好酸球、好塩基球、好中球、単球が含まれる．

① 単球は顆粒球に<u>含まれない</u>．

好酸球、好塩基球、好中球、単球 → 好酸球、好塩基球、好中球　×

●2 B細胞はリンパ球の1つである．

② リンパ球には、B細胞（Bリンパ球）、<u>T細胞</u>（<u>T</u>リンパ球）、<u>NK細胞</u>がある．B細胞は体液性免疫をつかさどり、<u>T細胞</u>は細胞性免疫をつかさどる．<u>NK細胞</u>は、腫瘍細胞、真菌やウイルス感染細胞を殺滅する．

○

●3 T細胞は骨髄に分布する幹細胞に由来し、骨髄・リンパ節・脾臓で分化する．

③ 問題文の内容は<u>B細胞</u>の説明である．T細胞は骨髄に分布する幹細胞に由来し、<u>胸腺</u>で分化する．

T細胞 → B細胞　×

●4 リンパ球のなかで最も多いのはB細胞である．

④ リンパ球の約70％は<u>T細胞</u>、15％はB細胞、15％は<u>NK細胞</u>である．したがって最も多く存在するのは<u>T細胞</u>である．

B細胞 → T細胞　×

●5 単球やマクロファージ由来のサイトカインは、リンパ球を活性化する．

⑤ 単球などからのサイトカインは<u>リンパ球</u>を活性化し、逆に活性化リンパ球は単球やマクロファージを活性化する<u>サイトカイン</u>の供給源となる．

○

2.4 炎症における白血球の働き

●1 慢性非特異性炎症は，好中球を主体とする細胞反応を特徴とする．

① <u>好中球</u>が主体となる細胞反応は急性炎症の特徴であり，慢性炎症，とくに非特異的な慢性炎症では，円形の<u>単核球</u>（マクロファージ，リンパ球，形質細胞）による細胞反応が特徴的である．

好中球 → 単核球　×

●2 炎症性白血球の遊走において，白血球が血管内皮細胞表面に並ぶことを波動化という．

② 問題文の内容は<u>舗床化</u>の解説である．波動化は，内皮細胞<u>表面</u>に沿った白血球の波動状運動のことである．白血球の遊走としては，その他に辺縁化，接着，経細胞性移動があげられる．

波動化 → 舗床化　×

●3 炎症の際に，組織破砕物・生菌・死菌などを細胞内に取り込む現象を「貪食」といい，マクロファージのみが示す．

③ 貪食作用は，マクロファージのほかに単球や<u>好中球</u>にもある．

マクロファージのみ → マクロファージと好中球と単球　×

●4 ウイルス感染症時における主要な炎症細胞はマクロファージである．

④ 末梢血における<u>リンパ球</u>数の増加は，インフルエンザや風疹などの<u>ウイルス</u>感染症，百日咳や結核などの<u>細菌</u>感染症に随伴する．

マクロファージ → リンパ球　×

第7章 鍼灸療法の一般治効理論

問　題　　　　　　　　解説と解答

2.4　炎症における白血球の働き

●5　炎症の際にヒスタミンを放出する炎症細胞は，好酸球である．

⑤ 炎症時にヒスタミンを放出するのは，肥満細胞と好塩基球である．その他，細胞ではないが，血小板もヒスタミンを遊離する．

好酸球 → 肥満細胞（または好塩基球，血小板）　×

●6　炎症初期の24時間では，病変部位においてリンパ球の活動が最もさかんである．

⑥ 炎症初期では，その局所において最も優勢な炎症細胞は好中球である．急性炎症における好中球の末梢血への初期放出は，骨髄におけるプールされた好中球による．

リンパ球 → 好中球　×

2.5 応用問題

● 1　炎症とは，退行性病変，循環障害，進行性病変が組み合わされた病変といえる．

① 炎症では，障害的な刺激による細胞の障害（<u>退行性病変</u>），血管拡張による充血と血管透過性亢進による滲出（<u>循環障害</u>），修復過程における組織増殖（<u>進行性病変</u>）といった一連の過程が発生する．

○

● 2　慢性炎症やウイルス感染症における主要な炎症細胞は，好塩基球である．

② ウイルス感染症や結核などの特定の細菌感染症では，<u>リンパ球</u>が主要な炎症細胞としてはたらく．また，単球，<u>マクロファージ</u>，形質細胞とともに慢性炎症でも炎症細胞として主要な役割を担う．

好塩基球 → リンパ球　×

● 3　炎症時に放出されるサイトカインは，発熱や赤血球増多といった全身的な炎症反応を誘発する．

③ サイトカインは全身的な炎症反応として発熱や<u>白血球</u>増多を引き起こす．

赤血球 → 白血球　×

● 4　障害が持続したり起炎物質が存在し続けることにより発生する慢性炎症には，慢性非特異性炎症と肉芽腫性炎症の2つのパターンがある．

④ 慢性炎症は，障害が持続ないし反復した場合や急性炎症時に起炎物質が完全に取り除けない場合などに生じる．そしてそのパターンには，単核球による炎症反応を主体とした<u>慢性非特異性炎症</u>と肉芽腫形成で特徴づけられる<u>肉芽腫性炎症</u>の2つがある．鍼灸臨床における慢性炎症による疼痛患者は，前者の慢性非特異性炎症であることが多い．

○

第7章 鍼灸療法の一般治効理論

| 問　題 | 解説と解答 |

2.5 応用問題

● 5　非増殖性細胞が主体である組織における炎症修復過程では，線維化が特徴的である．

⑤ 非増殖性細胞とは，神経細胞や心筋細胞といった<u>再生能力</u>を欠く細胞のことで，これら組織において不可逆的な損傷や細胞消失が炎症によって生じた場合，<u>線維化</u>により組織の置換が起こる．

○

第8章　関連学説

　　　　問　題　　　　　　　解説と解答

1．サイバネティックス，ホメオスターシス，緊急反応

● 1　通信連絡と自動制御に関する理論であるサイバネティックス理論を唱えたのは，クロード・ベルナールである．

① サイバネティックス理論の提唱者は，ノーバート・ウィナーである．

クロード・ベルナール → ノーバート・ウィナー　×

● 2　内部環境の恒常性に関してホメオスターシスという言葉を用いたのは，ウォルター・キャノンである．

② 内部環境の恒常性については19世紀にフランスのクロード・ベルナールが最初に提唱しているが，その内容をホメオスターシスという言葉を用いて説明したのは，アメリカのウォルター・キャノンである．

○

● 3　キャノンの緊急反応とは，有害刺激により引き起こされる交感神経－副腎皮質系の賦活による反応のことである．

③ 緊急反応は有害刺激により賦活される交感神経性の諸現象をさしており，その背景には交感神経－副腎髄質系の賦活がある．

副腎皮質系 → 副腎髄質系　×

125

第8章 関連学説

問題	解説と解答

● 4 キャノンの緊急反応の1つに血糖値の下降があげられる.

④ 緊急反応では交感神経活動が亢進した状態が誘発されるので,血糖値は上昇する.

血糖値の下降 → 血糖値の上昇　×

2.汎適応症候群の学説（ストレス学説）

● 1 全身適応症候群の提唱者は,ウォルター・キャノンである.

① 全身適応症候群は,ストレス学説を提唱したハンス・セリエが唱えたものである.

ウォルター・キャノン → ハンス・セリエ　×

● 2 セリエの唱えた全身適応症候群の3主徴とは,副腎皮質肥大,胸腺やリンパ節の肥大,胃や十二指腸潰瘍である.

② 胸腺,リンパ節,脾臓などについては萎縮が観察される.

胸腺やリンパ節の肥大 → 胸腺やリンパ節の萎縮　×

● 3 ストレッサーにより視床下部から放出される物質はACTHである.

③ ACTH（副腎皮質刺激ホルモン）は下垂体前葉から放出されるホルモンである.ストレッサーにより視床下部から放出されるのはCRH（コルチコトロピン放出ホルモン）である.

ACTH → CRH　×

● 4 ストレス反応の警告反応期は,ショック相と反ショック相に分けられる.

④ ストレッサーが作用する生体には,それらに適応する作用が一定の順序で出現する.第1期として最初に出現するのが警告反応期であり,これらはショック相と反ショック相に分類される.

○

第8章 関連学説

問題	解説と解答

● 5 ストレス反応の抵抗期は，交絡抵抗期とも呼ばれる．
⑤ 警告反応期の次に出現する抵抗期は，<u>交絡感作</u>期とも呼ばれる．交絡抵抗期は警告反応期の<u>反ショック</u>相の別名である．

交絡抵抗期 → 交絡感作期 ×

● 6 ストレス反応における第2期は，疲憊期（疲弊期）にあたる．
⑥ 第1期である警告反応期の次に出現する第2期は<u>抵抗期（交絡感作期）</u>である．疲憊期（疲弊期）は第3期にあたる．

疲憊期（疲弊期） → 抵抗期（交絡感作期） ×

3．過剰刺激症候群の学説（レイリー現象），圧発汗反射

● 1 レイリー現象は，汎適応症候群とも呼ばれる．
① レイリー現象は，ストレッサーにより引き起こされる自律神経の過剰興奮に伴う諸現象を現しており，<u>過剰刺激症候群</u>とも呼ばれる．ハンス・セリエの提唱した汎適応症候群は，<u>ストレッサー</u>により引き起こされる3主徴の総称である．

汎適応症候群 → 過剰刺激症候群 ×

● 2 レイリー現象は，運動神経の過剰興奮が引き金となる．
② レイリー現象は，<u>ストレッサー</u>により誘発される消化器系などの諸症状を<u>自律</u>神経の過剰興奮によって説明したものである．

運動神経 → 自律神経 ×

● 3 レイリー現象の4大特性の1つに，障害の限局があげられる．
③ レイリー現象における4大特性は，①非特異性，②非<u>恒常</u>性，③血管運動性の障害，④障害の<u>拡散</u>である．

障害の限局 → 障害の拡散 ×

127

第8章 関連学説

3 過剰刺激症候群の学説（レイリー現象、圧発汗反射）

● 4 レイリー現象における非特異性とは，過剰刺激に対する反応が個体間で異なることをさす．

④ レイリー現象における非特異性とは，自律神経の過剰興奮が特殊な刺激により誘発されるものではなく，いかなる刺激でも起こりうることを表している．過剰刺激に対する反応が，個体の感受性や反応様式により異なり常に等しくないことを表すのは，レイリー現象の非恒常性である．

非特異性 → 非恒常性　×

● 5 圧発汗反射において，圧迫側では発汗は増加する．

⑤ 高木健太郎の提唱する圧発汗反射においては，圧迫側では発汗は減少し，非圧迫側において発汗が増加する．

増加 → 減少　×

● 6 圧発汗反射の遠心路は，運動神経である．

⑥ 圧発汗反射によって誘発されるのは，発汗や皮膚温・血圧などの反応であり，これらは自律神経による作用である．また，圧発汗反射は体性－内臓反射でもあるので，遠心路は自律神経といえる．

運動神経 → 自律神経　×

● 7 圧発汗反射において，非圧迫側では血圧は上昇する．

⑦ 圧発汗反射は皮膚圧迫による交感神経反射で，圧迫側は交感神経が抑制され，非圧迫側では交感神経が促進される．したがって非圧迫側では，発汗は増加し血圧も上昇する．

○

● 8 腋窩部は，圧発汗反射において皮膚圧迫による反応性が高い部位である．

⑧ 皮膚圧迫による圧発汗反射が出現しやすい部位には，上半身では腋窩部，下半身では側殿部（大転子の上部）があげられる．

○

128

要点チェック

■関連学説

学説	特徴
サイバネティックス学説	ノーバート・ウィナーが提唱，フィードバック機構
ホメオスターシス	キャノンが提唱，恒常性維持
ストレス学説	セリエが提唱，全身適応症候群（副腎皮質肥大，胸腺・リンパ節萎縮，消化管出血・潰瘍）
レイリー現象	レイリーが提唱，過剰刺激症候群（血管運動性の障害，非恒常性，非特異性，障害の拡散）
圧発汗反射	高木健太郎が提唱，圧迫側では発汗減少・皮膚温低下・血圧下降

| 問　題 | 解説と解答 |

4．応用問題

● 1　キャノンの緊急反応において，有害刺激により発生する昇圧反応は副腎髄質から分泌されるアセチルコリンの作用である．

① キャノンの緊急反応とは，有害刺激により発生する交感神経興奮を主体とした一連の反応をさす．その背景には，有害刺激による交感神経−副腎髄質系の賦活があり，昇圧反応や心拍数増加などは副腎髄質から分泌されるアドレナリンの作用である．

アセチルコリン → アドレナリン　×

● 2　鍼通電刺激は，その刺激強度を増加してもストレッサーにならない．

② 鍼通電刺激の刺激強度を増加させると，通電局所の疼痛を伴う昇圧反応が誘発される．したがって緊急反応を誘発するストレッサーとなりうる．

増加してもストレッサーにならない → 増加するとストレッサーになる　×

● 3　ストレス学説において，ストレッサーによってグルココルチコイドが分泌される過程は，視床下部−下垂体−副腎髄質である．

③ ストレッサーにより，視床下部からCRH（コルチコトロピン放出ホルモン）が放出され，CRHにより下垂体からACTH（副腎皮質刺激ホルモン）が放出され，そしてACTHが副腎皮質に作用することでグルココルチコイドが分泌される．

副腎髄質 → 副腎皮質　×

第8章 関連学説

問 題	解説と解答

● 4 ストレッサーによる昇圧反応の直前に発生する一過性の血圧降下反応は,警告反応期のショック相にあたる.

④ 侵害刺激などのストレッサーが与えられた場合,血圧は一過性に下降した後に上昇する.これらはストレス学説における警告反応期にあたり,下降時がショック相,上昇時が抗ショック相となる.

○

● 5 軽度なストレッサーの持続は,生体の成長・発育を促進することがある.

⑤ ストレッサーは有害な側面ばかりでなく,それらが抵抗期で処理される程度のものであれば,生体にとってプラスに働くことがある.

○

● 6 ストレッサーにより分泌されたグルココルチコイドは,下垂体に作用して負のフィードバックを示すことがある.

⑥ ストレッサーはCRHおよびACTHの放出を促進する.そしてACTHの作用により副腎皮質から分泌されたグルココルチコイドは,下垂体に作用してACTHの放出を抑制する.これら一連の過程が負のフィードバックである.

○

● 7 食後に一過性に増加した血糖値がインスリンの作用により下降するのは,ホメオスターシスの例である.

⑦ キャノンが提唱したホメオスターシスとは,生体内の様々な機能や物質が一定の範囲内で変動し,その範囲から逸脱しないように調節される生体の機構を説明したものである.

○

第8章 関連学説

問 題	解説と解答
● 8 レイリー現象とストレス学説の共通点は，ストレッサーにより特異的な反応が誘発されることである．	⑧ いずれの現象においても，引き金となる刺激に対して非特異的な反応が誘発される点が共通する．

特異的 → 非特異的　×

第9章 神経生理

問題 | 解説と解答

1. 神経系の基礎

1.1 神経系の一般

● 1 神経系を構成する最小単位はニューロンである．

① 神経系は外部環境や内部環境の情報を<u>脳</u>に伝えたり，脳から情報を<u>末梢</u>に伝える役割を担っている．これら神経系は<u>ニューロン</u>（神経細胞）によって構成されている．

○

● 2 神経系は中枢神経系と末梢神経系に分類される．

② 神経系は脳と脊髄より構成される中枢神経系と，<u>中枢</u>と身体各部を連絡する<u>末梢</u>神経系によって構成される．

○

● 3 末梢神経系は形態的に運動神経，感覚神経，自律神経に分類される．

③ 末梢神経系は形態的には，脳に接続する<u>脳</u>神経と脊髄に接続する<u>脊髄</u>神経に分類される．問題文の分類は末梢神経系の機能的な分類である．

形態的 → 機能的 ×

● 4 ニューロンは軸索と樹状突起より構成される．

④ ニューロンは核の存在する<u>細胞体</u>と，そこから伸びる<u>軸索</u>と<u>樹状突起</u>の3要素から構成される．

軸索と樹状突起 → 軸索と樹状突起と細胞体 ×

133

第9章　神経生理

| 問 題 | 解説と解答 |

1.1　神経系の一般

● 5　軸索周囲に髄鞘の存在する神経線維を有髄線維という．

⑤　髄鞘はミエリンとも呼ばれ，有髄線維の特徴である．

○

● 6　末梢神経系の支持細胞はグリア細胞である．

⑥　末梢神経系の支持細胞はシュワン細胞，中枢神経系の支持細胞はグリア細胞である．

グリア細胞 → シュワン細胞　×

● 7　髄鞘と髄鞘との間をランビエの絞輪という．

⑦　髄鞘は軸索全体に一様に存在するのではなく，1～2mm ごとに切れ目を作る．この切れ目がランビエの絞輪である．

○

1.2　神経線維の興奮

● 1　神経細胞や筋細胞などの細胞内外の電位差を静止電位という．

①　神経細胞や筋細胞，心筋細胞など，興奮性細胞の細胞内外に存在する電位差は膜電位と呼ばれる．静止電位は静止時（刺激のないとき）における膜電位をさす．

静止電位 → 膜電位　×

● 2　静止電位は細胞内外の水分分布の不均衡により生じる．

②　静止電位は細胞内外のイオン分布の不均衡によって生じる．

水分分布 → イオン分布　×

第9章 神経生理

問 題	解説と解答

● 3 静止時において，カリウムイオンは細胞内より細胞外に多く存在する．

③ カリウムイオンは静止時において，<u>細胞内</u>により多く存在する．細胞外により多く存在するのは<u>ナトリウム</u>イオンや<u>塩素</u>イオンである．

カリウムイオン → ナトリウムイオン（または塩素イオン） ×

● 4 ニューロンでは，膜電位が閾値を越えると活動電位を発生する．

④ 活動電位は，ニューロンなどの興奮性細胞において膜電位が<u>閾値</u>を越えると発生する．活動電位は<u>インパルス</u>あるいはスパイクとも呼ばれる．

○

● 5 膜電位が閾値を超えると活動電位を発生する性質を，全か無の法則という．

⑤ 膜電位は<u>閾値</u>を越えると活動電位を発生し，<u>閾値</u>を越えなければ活動電位を発生しない．そのようなデジタル的な反応を説明したものである．

○

● 6 膜電位が静止電位からプラス方向に変動することを過分極という．

⑥ 膜電位がプラス方向に変動する過程は<u>脱分極</u>である．プラス方向から静止電位にもどる過程を<u>再分極</u>，静止電位からマイナス方向に変動する過程を<u>過分極</u>という．

過分極 → 脱分極 ×

1.3 興奮の伝導

● 1 活動電位が軸索上を伝わる様子を興奮の伝導という．

① 細胞膜上で発生した活動電位は隣の<u>細胞膜</u>へと伝わっていく．

○

135

第9章 神経生理

| 問題 | 解説と解答 |

1.3 興奮の伝導

● 2 興奮の伝導が隣接する神経細胞に波及しない様子を，絶縁性伝導という．

② 神経線維が平行しているとき，1本の神経線維の興奮が<u>隣接</u>する神経線維に伝わることはない．

○

● 3 興奮伝導の特徴には不減衰伝導がある．

③ 神経線維の直径や性状が一定のときには，興奮は伝導する過程で<u>減衰</u>することはない．このような特徴を<u>不減衰</u>伝導という．

○

● 4 神経線維の一部に興奮が発生したとき，伝導するのは一方向である．

④ 神経線維の一部を刺激し興奮が発生した場合には，その興奮は神経線維の<u>両方向</u>に伝導する．このような特徴を<u>両側性</u>伝導という．

一方向 → 両方向　×

● 5 無髄神経における興奮伝導の特徴として跳躍伝導がある．

⑤ 跳躍伝導は，興奮伝導が髄鞘のある<u>軸索</u>を経由せずにランビエの絞輪から次の絞輪へと伝わる現象をさしており，<u>有髄神経</u>の特徴である．

無髄神経 → 有髄神経　×

要点チェック

■興奮伝導の3原則
① 絶縁性伝導――隣接する神経線維に興奮が<u>伝播しない</u>．
② 不減衰伝導――神経線維が一定の直径・性状であるとき，興奮は<u>減衰しない</u>．
③ 両側性伝導――神経線維の途上で発生した興奮は<u>両側性</u>に伝導する．

1.4 興奮の伝達

●1 ニューロンとニューロンの間やニューロンと筋細胞間などを興奮が伝わる様子を興奮の伝導という.

① 問題文の内容は,興奮の伝達についての解説である.

伝導 → 伝達 ×

●2 ニューロンとニューロンの接合部をシナプスという.

② ニューロン間,ニューロンと筋細胞,ニューロンと腺細胞の接合部など,ニューロンとの接合部をシナプスという.

○

●3 シナプス伝達は両方向性である.

③ 伝達の方向は,シナプス前ニューロンからシナプス後ニューロン方向のみである.このような特徴を一方向性伝達という.

両方向性 → 一方向性 ×

●4 グリシンは興奮性神経伝達物質である.

④ 神経伝達物質には興奮性と抑制性があり,代表的な興奮性伝達物質ではグルタミン酸,抑制性伝達物質ではグリシンやγ-アミノ酪酸(GABA)がある.

興奮性 → 抑制性 ×

●5 シナプスを興奮が伝達する時間をシナプス遅延という.

⑤ シナプスは伝達物質を介して興奮を伝達するので,興奮伝導より時間がかかる.

○

1.4 興奮の伝達

● 6 ニューロン間のシナプスでは発散のみである.

⑥ シナプスの伝達様式には<u>発散</u>と<u>収束</u>がある.

発散のみ → 発散と収束 ×

● 7 複数のシナプスが連続して活性化することにより，興奮性シナプス後電位が加重されていく様子を空間的促通と呼ぶ.

⑦ 興奮性シナプス後電位は，<u>加重</u>されることによって閾値に達し，活動電位を発生する．その加重に際しては，複数のシナプスが同時に活性化する場合を<u>空間的促通</u>，連続して活性化する場合を<u>時間的促通</u>と呼ぶ.

空間的 → 時間的 ×

● 8 先行刺激によりシナプス伝達効率が変化することをシナプス可塑性と呼ぶ.

⑧ 連続刺激の後に，興奮による伝達物質の<u>放出</u>量が増加したり，個々の興奮性シナプス<u>後電位</u>が増加することによりシナプス伝達効率が変化する.

○

要点チェック

■興奮伝達の特徴
① 一方向性伝達
② シナプス遅延
③ 易疲労性

1.5 応用問題

●1 神経細胞では，ナトリウムイオンとカリウムイオンの動態により活動電位が発生する．

① 神経細胞や骨格筋細胞では，ナトリウムイオンの細胞内流入により<u>脱分極</u>が，カリウムイオンの細胞外流出により<u>再分極</u>が発生する．それに対して心筋細胞や平滑筋細胞では，カルシウムイオンが活動電位発生の主体をなす．

○

●2 感覚神経の興奮伝導において，末梢側から中枢側へと伝わるのが逆行性伝導である．

② 感覚神経においては末梢側から中枢側，<u>運動</u>神経においては中枢側から末梢側へ伝わるのが<u>順行</u>性伝導である．<u>逆行性</u>伝導は，それらの伝導方向が逆転したものである．

逆行性 → 順行性　×

●3 神経筋接合部では，シナプス下膜から放出されたアセチルコリンがシナプス伝達を行う．

③ 神経筋接合部の伝達物質である<u>アセチルコリン</u>は，シナプス前ニューロンのシナプス前終末から放出され，シナプス伝達が行われる．このように，シナプス伝達の方向は<u>一方向性</u>である．

シナプス下膜 → シナプス前終末　×

●4 シナプス後抑制では，軸索と軸索との間に形成されたシナプスを介して，シナプス前終末の伝達物質放出を抑制する．

④ 問題文の内容はシナプス前抑制の解説である．シナプス後抑制では，軸索とシナプス<u>後</u>膜との間に形成されたシナプスにより，シナプス<u>後</u>膜の興奮性<u>低下</u>が引き起こされる．

後抑制 → 前抑制　×

第9章 神経生理

1.5 応用問題

5 伸張反射では，Ia群線維とα運動ニューロン間に興奮性シナプスが形成されている．

⑤ 伸張反射では，筋紡錘からのIa群線維と骨格筋を支配するα運動ニューロンが反射中枢内においてシナプスを形成し，興奮の伝達が行われる．

○

6 シナプス前終末から放出されたアセチルコリンは，酵素分解されることなくシナプス前終末に吸収される．

⑥ アセチルコリンは，シナプス間隙において酵素（コリンエステラーゼ）の作用により分解され，その後にシナプス前終末に吸収される．グルタミン酸など，アセチルコリン以外のほとんどの伝達物質は，酵素分解されることなく，能動的再吸収によりシナプス前終末に取り込まれる．

酵素分解されることなく → 酵素分解されて　×

7 活動電位は，樹状突起において発生する．

⑦ 活動電位が発生する場所は，細胞体から軸索へ移行する軸索小丘である．

樹状突起 → 軸索小丘　×

2. 中枢神経系

2.1 中枢神経の一般

● 1 中枢神経系は脳と脊髄で構成される.

① 神経系において中枢神経系は末梢神経からの情報を統合制御し,末梢神経系に情報を伝える機能をもつ.

○

● 2 延髄は脳幹に含まれる.

② 脳幹は,一般的に延髄,橋,中脳をさす.

○

● 3 小脳は間脳に含まれる.

③ 間脳は,視床と視床下部から構成される.

含まれる → 含まれない ×

● 4 脊髄は,上から頸髄,胸髄,腰髄,尾髄,仙髄の順である.

④ 脊髄は,延髄下部から始まり,頸髄,胸髄,腰髄,仙髄,尾髄の順である.

尾髄,仙髄 → 仙髄,尾髄 ×

● 5 脊髄後根は運動神経の集合である.

⑤ 後根は感覚神経の集合,前根は運動神経の集合である.このような形態をベル・マジャンディーの法則という.

運動神経 → 感覚神経 ×

● 6 錐体路は皮質脊髄路のみである.

⑥ 錐体路とは,随意運動に関する興奮を伝える下行路のことであり,頸部までの運動をつかさどる皮質延髄路と頸部以下の運動をつかさどる皮質脊髄路がある.

皮質脊髄路のみ → 皮質延髄路と皮質脊髄路 ×

141

2.2 脳幹の機能

1 呼吸中枢は橋に存在する.

① 呼吸中枢は<u>延髄</u>に存在する.

橋 → 延髄 ×

2 排尿の上位中枢は中脳に存在する.

② 排尿の上位中枢は<u>橋</u>に,下位中枢は<u>仙髄</u>に存在する.

中脳 → 橋 ×

3 循環中枢は延髄に存在する.

③ 延髄には<u>呼吸</u>中枢,<u>循環</u>中枢,<u>唾液分泌</u>中枢,<u>嘔吐</u>中枢,<u>嚥下</u>中枢などが存在する.

○

4 橋には対光反射中枢が存在する.

④ 対光反射中枢など眼球運動に関する反射中枢は<u>中脳</u>に存在する.また<u>中脳</u>には<u>姿勢</u>反射中枢も存在する.

橋 → 中脳 ×

5 頸髄は脳幹に含まれる.

⑤ 頸髄は<u>脊髄</u>に含まれる.一般的に延髄,橋,中脳が脳幹に含まれる.

頸髄 → 脊髄 ×

2.3 間脳と小脳の機能

● 1 視床は感覚の中継路である.

① 感覚系の興奮はすべて視床を経由しており，感覚の中継路としての機能をもつ.

○

● 2 視覚の情報は視床の内側膝状体を経由する.

② 視覚情報は視床の外側膝状体を，聴覚情報は視床の内側膝状体を経由する.

内側膝状体 → 外側膝状体　×

● 3 視床下部には運動機能中枢が存在する.

③ 視床下部には体温調節中枢や下垂体ホルモン調節中枢などの自律機能の調節中枢や本能行動の中枢が存在する．運動機能中枢は大脳皮質に存在する.

運動機能 → 自律機能　×

● 4 小脳は協調運動の調節をつかさどる.

④ 小脳には筋紡錘や腱紡錘など末梢からの情報が伝えられ，協調的な運動の調節が行われている.

○

● 5 小脳の腹側には中脳が存在する.

⑤ 解剖学的に，小脳の腹側には橋が存在する.

中脳 → 橋　×

2.3 間脳と小脳の機能

要点チェック

■脳幹・小脳・間脳の機能局在
- 延髄―――循環中枢，呼吸中枢，嚥下中枢，嘔吐中枢，唾液分泌中枢
- 橋―――――排尿中枢
- 中脳―――対光反射中枢，姿勢反射中枢
- 小脳―――協調運動の調節
- 視床―――感覚の中継路
- 視床下部―自律神経・内分泌機能の中枢

2.4 大脳の機能

● 1　大脳基底核は感覚の調節に関与する．

① 大脳基底核は小脳と同様な運動の調節に関与する．

感覚 → 運動　×

● 2　一次運動野は頭頂葉に存在する．

② 一次運動野，二次運動野（補足運動野と前運動野）や運動性言語中枢といった運動系の中枢は前頭葉に存在する．

頭頂葉 → 前頭葉　×

● 3　体性感覚野は中心前回に存在する．

③ 体性感覚野は頭頂葉に存在し，解剖学的には中心溝の後壁である中心後回に相当する．

中心前回 → 中心後回　×

● 4　側頭葉には感覚性言語中枢が存在する．

④ 側頭葉には感覚性言語中枢と聴覚野が存在する．側頭葉と前頭葉・頭頂葉の境界には外側溝が存在する．

○

第9章 神経生理

問 題	解説と解答
● 5 運動性言語中枢はウェルニッケ中枢とも呼ばれる.	⑤ 運動性言語中枢はブローカ中枢, 感覚性言語中枢はウェルニッケ中枢と呼ばれる.

ウェルニッケ中枢 → ブローカ中枢　×

| ● 6 感覚性言語中枢は言語理解をつかさどる. | ⑥ 言語理解は感覚性言語中枢がつかさどり, 言語の組み立ては運動性言語中枢がつかさどる. |

○

| ● 7 視覚野は頭頂葉に存在する. | ⑦ 視覚野は後頭葉に存在する. |

頭頂葉 → 後頭葉　×

要点チェック

■大脳の機能局在
　前頭葉——一次運動野, 二次運動野（補足運動野, 前運動野），運動性言語中枢
　頭頂葉——体性感覚野（味覚野を含む）
　側頭葉——聴覚野, 感覚性言語中枢

2.5 睡眠・脳波

1 睡眠ステージは，レム睡眠とノンレム睡眠に分類される．

① 睡眠ステージはレム睡眠とノンレム睡眠に分類され，さらにノンレム睡眠は第1ステージから第4ステージに分けられる．レム睡眠の「レム」は急速眼球運動（Rapid Eye Movement：REM）の略である．

○

2 レム睡眠は，8時間の睡眠中で4〜5回出現する．

② レム睡眠は約90分周期で出現する．レム睡眠の特徴として①急速眼球運動の出現，②筋弛緩，③自律神経機能の乱れ，④夢を見ていることが多いなどがあげられる．レム睡眠は，逆説睡眠，賦活睡眠とも呼ばれる．

○

3 覚醒状態の維持は，大脳に存在する上行性網様体賦活系の働きによる．

③ 覚醒状態の維持に重要な働きをする上行性網様体賦活系は脳幹部に存在する．

大脳 → 脳幹 ×

4 α波は運動時に最もよく出現する．

④ α波は安静閉眼時に最もよく出現する．

運動時 → 安静閉眼時 ×

5 精神作業時にはδ波がよく出現する．

⑤ 精神作業時や運動時には，脳波上ではβ波が優勢となる．δ波は，健常者では深睡眠期に出現する．

δ波 → β波 ×

要点チェック

■脳波の分類

β波——運動時，精神作業時，感覚刺激時に出現
α波——安静閉眼時に出現，開眼により低振幅化（αブロッキング）
θ波——おもに浅睡眠期に出現
δ波——おもに深睡眠期に出現
※β波＞α波＞θ波＞δ波の順に周波数が高い

■レム睡眠の特徴

① 急速眼球運動が観察される．
② 筋緊張が著明に低下する．
③ 自律神経機能（呼吸，血圧，脈拍など）が変動する．
④ 1 晩に 4〜5 回出現（90 分周期，睡眠全体の約 20％）．
⑤ 夢を見ていることが多い．
⑥ 逆説睡眠，賦活睡眠とも呼ばれる．

第9章 神経生理

問題	解説と解答

2.6 応用問題

1 安静閉眼時には，α波は同期化を示す．

① ヒトの脳波は安静閉眼時などのリラックスした状態において <u>α</u> 波が優勢となり，複数の部位から記録された脳波の位相が同じである <u>同期化</u> を示す．

○

2 健常成人において，1晩の睡眠中，レム睡眠よりノンレム睡眠の方が少ない．

② 健常成人において，1晩の睡眠中，約 <u>20</u>％がレム睡眠であり，その他はノンレム睡眠である．新生児では約50％がレム睡眠であるが，加齢とともにその比率は <u>減少</u> する．

少ない → 多い ×

3 言語障害において，ブローカ失語は言語理解の困難が主症状である．

③ 問題文の内容はウェルニッケ失語の解説である．ブローカ失語は <u>前頭葉</u> にあるブローカ中枢の障害で，言語の <u>運動</u> 性障害である．

ブローカ → ウェルニッケ ×

4 大脳のすべての機能は，両側対称性である．

④ 言語機能など <u>優位半球</u> に偏在するものもある．

である → でない ×

第9章 神経生理

問 題	解説と解答

● 5 麻酔による意識消失と睡眠の違いは，自発的な覚醒の有無である．

⑤ 睡眠では，ある一定の時間が経過すると自発的に覚醒するが，麻酔による意識消失ではそのようなことはない．

○

● 6 生体機能にみられる約24時間ごとのリズムをウルトラディアンリズムという．

⑥ 24時間ごとのリズムをサーカディアンリズムといい，体温の変動がその例である．また，24時間より短いものをウルトラディアンリズム（呼吸，心拍，脳波など），24時間より長いものをインフラディアンリズム（月経周期や動物の冬眠など）という．

ウルトラディアンリズム → サーカディアンリズム ×

● 7 安静閉眼時に優勢であったα波は，開眼によりその振幅が増加する．

⑦ 安静閉眼時に出現するα波は，開眼により低振幅化する．このような現象をαブロッキングという．

増加 → 減少 ×

3. 末梢神経系

3.1 脳神経（第Ⅰ～第Ⅵ）

● 1　嗅神経は感覚神経線維のみを含む．

① 嗅神経は嗅覚刺激による情報を伝える脳神経で，<u>感覚</u>神経線維のみからなり，運動神経線維や<u>自律</u>神経線維は含まない．第Ⅰ脳神経である．

○

● 2　視神経は第Ⅳ脳神経である．

② 視神経は第Ⅱ脳神経で，視覚をつかさどり，<u>感覚</u>神経線維のみである．第Ⅳ脳神経は<u>滑車</u>神経である．

第Ⅳ脳神経 → 第Ⅱ脳神経　×

● 3　滑車神経は感覚神経線維のみである．

③ 滑車神経は第Ⅳ脳神経で<u>運動</u>神経線維のみである．上斜筋を支配する．

感覚神経線維 → 運動神経線維　×

● 4　舌の前2/3の味覚をつかさどる脳神経は三叉神経である．

④ 舌前2/3の味覚は，第Ⅶ脳神経である<u>顔面</u>神経がつかさどる．味覚以外の舌前2/3の知覚は，第Ⅴ脳神経である<u>三叉</u>神経がつかさどる．

三叉神経 → 顔面神経　×

● 5　外眼筋のなかで，外側直筋は動眼神経支配である．

⑤ 外眼筋において，外側直筋は第Ⅵ脳神経である<u>外転</u>神経支配，上斜筋は第Ⅳ脳神経である<u>滑車</u>神経支配，その他の外眼筋が第Ⅲ脳神経である<u>動眼</u>神経支配である．

動眼神経 → 外転神経　×

第9章 神経生理

問題	解説と解答

● 6 外転神経は運動神経線維と感覚神経線維を含む．

⑥ 第Ⅵ脳神経である外転神経は<u>運動</u>神経線維のみを含む．外眼筋の<u>外転</u>神経を支配する．

運動神経線維と感覚神経線維 → 運動神経線維のみ ×

● 7 動眼神経は橋より出て末梢に分布する．

⑦ 動眼神経は<u>中脳</u>（大脳脚の内側）より出る．

橋 → 中脳 ×

3.2 脳神経（第Ⅶ～第Ⅻ）

● 1 内耳神経は，聴覚を伝える蝸牛神経と平衡覚を伝える前庭神経よりなる．

① 内耳神経は第Ⅷ脳神経で，聴神経とも呼ばれ，<u>蝸牛</u>神経と<u>前庭</u>神経よりなる．感覚神経線維のみである．

○

● 2 舌の運動は舌咽神経がつかさどる．

② 舌の運動は第Ⅻ脳神経である<u>舌下</u>神経の機能である．第Ⅸ脳神経である<u>舌咽</u>神経は舌の後ろ1/3の知覚や咽頭と喉頭の知覚をつかさどる．

舌咽神経 → 舌下神経 ×

● 3 咀嚼筋は顔面神経支配である．

③ 咀嚼筋は第Ⅴ脳神経である<u>三叉</u>神経支配である．<u>三叉</u>神経は咀嚼筋のほかに顔面部の知覚をつかさどる．第Ⅶ脳神経である顔面神経は<u>表情筋</u>を支配する．

顔面神経 → 三叉神経 ×

第9章 神経生理

3.2 脳神経(第Ⅶ～第Ⅻ)

● 4 耳下腺は舌咽神経支配である.

④ 涙腺と顎下腺,舌下腺は<u>顔面</u>神経支配,耳下腺は<u>舌咽</u>神経支配である.

○

● 5 副交感神経線維を含む脳神経は,動眼神経,三叉神経,舌咽神経,迷走神経の4つである.

⑤ 副交感神経線維を含む脳神経は,<u>動眼</u>神経(Ⅲ),<u>顔面</u>神経(Ⅶ),<u>舌咽</u>神経(Ⅸ)と<u>迷走</u>神経(Ⅹ)の4つである.それぞれの副交感神経線維により,<u>動眼</u>神経は瞳孔括約筋を,<u>顔面</u>神経は涙腺と顎下腺と舌下腺を,<u>舌咽</u>神経は耳下腺を,<u>迷走</u>神経は内臓器を支配する.

三叉神経 → 顔面神経 ×

● 6 副神経は僧帽筋を支配する.

⑥ 第Ⅺ脳神経である副神経は<u>僧帽筋</u>と<u>胸鎖乳突筋</u>を支配する.

○

● 7 副神経は延髄より出て末梢に分布する.

⑦ 副神経には延髄から出る<u>延髄根</u>と脊髄から出る<u>脊髄根</u>がある.

延髄 → 延髄と脊髄 ×

152

要点チェック

■脳神経の特徴

```
感覚神経線維のみ————————嗅神経，視神経，内耳神経
運動神経線維のみ————————滑車神経，外転神経，副神経，舌下神経
副交感神経線維を含む——動眼神経，顔面神経，舌咽神経，迷走神経
舌覚—————————————————舌前2/3の味覚は顔面神経，味覚以外は三叉神経
                        舌後1/3は舌咽神経
舌運動———————————————舌下神経
顔面運動——————————————表情筋は顔面神経，咬筋は三叉神経
顔面感覚——————————————三叉神経
眼球運動——————————————外側直筋は外転神経，上斜筋は滑車神経，その他の
                        外眼筋は動眼神経
唾液腺———————————————舌下腺・顎下腺は顔面神経，耳下腺は舌咽神経
```

第9章 神経生理

3.3 脊髄神経

1 胸神経は10対である．

① 脊髄神経は全部で <u>31</u> 対あり，内訳は頸神経8対，胸神経 <u>12</u> 対，腰神経5対，仙骨神経5対，尾骨神経1対である．

10対 → 12対 ×

2 遠心性神経線維は前根を通る．

② 運動性である遠心性神経線維は脊髄の<u>前根</u>を通り，感覚性である求心性神経線維は脊髄の<u>後根</u>を通る．

○

3 皮膚の脊髄神経支配は分節性である．

③ 皮膚に対する脊髄神経は分節性にその感覚を支配する．これを<u>皮膚分節</u>（デルマトーム）という．

○

4 筋に対する脊髄神経支配には分節性はない．

④ 筋に対する脊髄神経支配は，皮膚と同様に<u>分節性</u>がある．このような筋に対する脊髄神経分布を<u>筋分節</u>という．

分節性はない → 分節性がある ×

5 脊髄神経は脊髄から出て椎間孔を通った後，前枝と後枝に分かれる．

⑤ 脊髄神経は<u>前枝</u>と<u>後枝</u>の2本に分かれる．その分布範囲は，一般的に前枝のほうが後枝よりも<u>広い</u>．

○

6 体幹の前面は脊髄神経後枝が支配する．

⑥ 体幹の前面から側方にわたる部分と四肢のすべての部分は脊髄神経<u>前枝</u>が支配する．

後枝 → 前枝 ×

| 問題 | 解説と解答 |

● 7 第6頸神経前枝は，頸神経叢を形成する神経線維の1つである．

⑦ 頸神経叢は第1頸神経前枝から第4頸神経前枝により形成され，腕神経叢は第5頸神経前枝から第1胸神経前枝により形成される．

頸神経叢 → 腕神経叢 ×

3.4 応用問題

● 1 顔面運動に関わる脳神経は，顔面神経のみである．

① 顔面運動において，表情筋は顔面神経支配，咬筋は三叉神経支配である．

顔面神経のみ → 顔面神経と三叉神経 ×

● 2 嗅神経と内耳神経は，感覚神経線維のみである．

② 嗅神経は嗅覚情報を，内耳神経は聴覚情報と平衡覚情報を伝える．いずれも感覚神経線維のみである．なお，視神経も感覚神経線維のみである．

○

● 3 舌咽神経と迷走神経は，いずれも唾液腺を支配する．

③ 舌下腺と顎下腺は顔面神経支配，耳下腺は舌咽神経支配である．したがって唾液腺を支配するのは，顔面神経と舌咽神経である．

迷走神経 → 顔面神経 ×

● 4 視神経と動眼神経は，いずれも外眼筋を支配する．

④ 視神経は視覚情報を伝える感覚神経である．外眼筋を支配するのは，滑車神経（上斜筋），外転神経（外側直筋），動眼神経（その他の外眼筋）の3つの脳神経である．

視神経 → 外転神経（または滑車神経） ×

第9章 神経生理

3.4 応用問題

5 副神経は骨格筋を支配する.

⑤ 副神経は，骨格筋である<u>胸鎖乳突筋</u>と<u>僧帽筋</u>を支配する．

○

6 舌の感覚をつかさどるのは，舌咽神経のみである．

⑥ 舌感覚について，舌前2/3における味覚は<u>顔面</u>神経，味覚以外は<u>三叉</u>神経，そして舌後1/3の感覚は<u>舌咽</u>神経がつかさどる．したがって舌の感覚をつかさどる脳神経は，<u>顔面</u>神経，<u>三叉</u>神経，舌咽神経の3つである．

舌咽神経のみ → 舌咽神経と顔面神経と三叉神経 ×

7 滑車神経と舌下神経は，運動神経線維のみである．

⑦ 滑車神経は<u>上斜筋</u>のみを支配し，舌下神経は<u>舌運動</u>に関与する筋を支配する．いずれも運動神経線維のみである．なお，副神経と外転神経も運動神経線維のみである．

○

8 隣接する脊髄神経の支配するデルマトームは，重複しない．

⑧ ほとんどの脊髄神経において，その支配するデルマトームは重複<u>する</u>．

重複しない → 重複する ×

索 引

欧文

Ⅰa群線維 65, 72, 79, 80
Ⅰb群線維 65, 79, 80
Ⅳ群線維 65
α受容体 114
α波 146, 148
αブロッキング 149
β波 146
β-エンドルフィン 99
　——の前駆物質 103
γ-アミノ酪酸 137
δ波 146
Aα線維 65, 72
Aβ線維 76, 77, 103
Aδ線維 64, 72
ACTH 126, 130
A型肝炎ウイルス 59
A線維 73
B型肝炎ウイルス 58, 59
B細胞 120
B線維 65, 73, 93
Bリンパ球 120
CRH 126, 130
C型肝炎ウイルス 59
C線維 64, 71, 93
DNA 58
　——ウイルス 58
GABA 137
MRSA 58
NK細胞 120
RNA 58
　——ウイルス 58
T細胞 120
Tリンパ球 120
VRSA 58

あ

アセチルコリン 111, 115, 139, 140
アドレナリン 130
アレルギー反応 119
赤羽幸兵衛 34
足三里 54, 98
足の三陽経 14
圧発汗反射 128, 129
圧診点 91

い

インパルス 135
インフラディアンリズム 149
いちょう鍼 33
位置覚 80
医原性気胸 53
易感染者 62
石川太刀雄 91
一次運動野 144
一次痛 67
一方向性伝達 137
陰刺 18, 22
陰陽論 1

う

ウイルス 58
ウェルニッケ失語 148
ウェルニッケ中枢 145
ウォルター・キャノン 125
ウルトラディアンリズム 149
うさぎ鍼 33
うっ血 17
運動機能中枢 143

運動神経 84, 86, 133
運動性言語中枢 144, 145

え

エアポケット現象 91
エンケファリン 97
エンドルフィン 97
円皮鍼 33
延髄 142
炎症 116, 118, 123
　——の4大徴候 116
　——の5大徴候 116
員鍼 12, 13, 21
員利鍼 12, 21
遠心性渦巻き 61
遠心路 82
遠道刺 14, 21
塩素イオン 135
嚥下中枢 142

お

オートクレーブ 61
　——滅菌 54
オピオイド受容体 97
嘔吐中枢 142
横刺 27
屋漏術 28, 29, 35
送り込み刺法 27
温灸 38, 41, 44
温受容器 64, 68
温度覚 73
温熱刺激 1

か

カシメ式 3, 34
カリウムイオン 69, 70, 135, 139

157

索　引

カルシウムイオン　139
下垂体ホルモン調節中枢　143
下腹神経　106
火傷　40, 42, 118
火鍼　15
過誤　56
過剰刺激症候群　127
過分極　135
蝸牛神経　151
顆粒球　120
回旋術　36
恢刺　19, 21
潰瘍　119
外傷性気胸　53
外側脊髄視床路　70, 75, 80
外転神経　150, 155
艾炷　38, 40, 41
返し鍼　54
角膜反射　94
覚醒　146, 149
隔物灸　38, 42
霞鍼　5
活動電位　135, 139, 140
滑車神経　150, 155, 156
汗腺　107
肝　17
肝炎ウイルス　60
患部誘導法　101, 102
間歇術　28, 29, 35
間接伝播　62
間脳　141
　——の機能局在　144
感覚神経　84, 133
感覚性言語中枢　144, 145
感覚点　46

感染性廃棄物　62
管散術　29, 35, 52
管鍼法　23, 34, 35
関刺　17, 22
関節炎　104
関節覚　80
関連痛　71, 73
顔面神経　108, 150～152, 155, 156
疳虫　33

き

キャノン　131
　——の緊急反応　125, 126, 130
キャリア状態　59
切り艾　38
気胸　53, 56
気血　14
気の思想　1
気拍法　29, 30
肌肉　17
機械的刺激　2, 101
拮抗支配　106
拮抗抑制　83
逆説睡眠　146
逆行性伝導　139
九刺　14, 16, 21
九変に応ずる刺法　14
丘疹点　91
旧脊髄視床路　71
灸あたり　55, 56
灸痕　40
　——の化膿　55, 56
灸頭鍼　3, 34, 38, 44
灸の刺激量　45
灸法の分類　42
求心性神経線維　71

求心路　82
急速眼球運動　146, 147
嗅神経　150, 155
胸神経　154
胸痛　56
橋　142
金鍼　9, 10
菌交替現象　58
筋　17
　——弛緩　95
　——分節　154
　——紡錘　65, 79, 80, 83
銀鍼　9, 10

く

クラミジア　58
クロード・ベルナール　125
グリア細胞　134
グリシン　137
グルココルチコイド　130, 131
グルタミン酸　137
空間的促通　138
偶刺　19
屈曲反射　84
車鍼　33

け

ゲートコントロール理論　99, 103
経験療法　1
経口感染　57, 59
経刺　21
経脈　15
　——の病　16, 21
経絡　14, 46

索　引

頸神経　154
　　——叢　155
頸髄　142
警告反応期　126, 131
迎随の補瀉　46
血圧降下作用　113
血脈　17
血絡　15
　　——の病　14
血小板　122
健部誘導法　16, 101, 102, 104
腱紡錘　65, 79
原虫　58
現行十七術の特徴　32
現行十七術の分類　31

こ

コリンエステラーゼ　140
コルチコトロピン放出ホルモン　126, 130
巨刺　16, 21
古代九鍼　12, 13, 21
　　——の分類　14
呼吸困難　56
呼吸中枢　142
呼吸補瀉　52
固定圧　26, 27, 35
個体の感受性　47
五行論　1
五刺　17, 18
五臓に応ずる刺法　17
交感神経系　105
交感神経の興奮　108
交叉性伸展反射　84
交絡感作期　127
交流通電　53

好塩基球　122
好酸球　119
好中球　119, 121
抗生物質　58
効果器　82
後索路　77, 80
後揉法　24, 25
後頭葉　145
高圧蒸気滅菌　61, 62
高閾値機械受容器　64, 67, 72
黄帝内経　12, 14, 17, 18
興奮作用　101
興奮伝達の特徴　138
興奮伝導の3原則　136
興奮の伝導　135, 136
合谷　54, 98
合谷刺　17, 22
毫鍼　2, 12
骨　17

さ

サーカディアンリズム　149
サイトカイン　117, 120, 123
サイバネティックス理論　125
サブスタンスP　70, 112
鑱鍼　12, 13, 21
左右圧　26, 27, 35
再分極　135, 139
斉刺　19, 22
焠刺　15, 16
細指術　30, 35, 52
撮診点　91
擦式消毒薬　60
三叉神経　150, 151, 155,

156
三稜鍼　13, 34
賛刺　19

し

シナプス　82, 92, 93, 137, 138
　　——可塑性　138
　　——後抑制　139
　　——前抑制　139
　　——遅延　137
　　——伝達　137, 139
シュワン細胞　134
自然気胸　53
刺鍼転向法　31
刺鍼を避ける部位　50, 51
刺絡　13, 14, 34
姿勢反射中枢　142
視覚野　145
視床　143
視床下部　143
視神経　150, 155
示指打法　28, 35, 54
耳鍼　34
自由神経終末　67, 70, 73, 75
自律神経　85, 133
　　——系の作用　109
　　——節　105
　　——反射　85, 87
持続感染　57
時間的促通　138
塩灸　41
軸索小丘　140
軸索反射　92, 112
七星鍼　34
膝蓋腱反射　94

159

索　引

失神　54
渋鍼　54
斜刺　27
瀉血　14
瀉法　21, 46, 47, 52
尺貫法　3, 4
雀啄術　28, 29, 35, 72
手技　45
受容器　82
受容野　71
周囲圧　26, 27, 35
集毛鍼　33, 34
十二刺　18
循環中枢　142
順行性伝導　139
徐疾の補瀉　46
小児神経症　32
小児鍼　13, 33, 77
小脳　143
　──の機能局在　144
小絡　15
消炎作用　102
消毒　55, 60
　──の分類　61
消毒法　60
焦灼灸　41
上下圧　26, 35
上行性伝導路　71
上行性網様体賦活系　146
触圧覚　76, 80, 81
　──の分類　78
触圧刺激　13, 72, 76
心　17
心因性疼痛　64
心悸亢進　14
伸張反射　82, 83, 140
侵害刺激　63, 67, 72

侵害受容器　63, 73
侵害受容性疼痛　63
神経因性疼痛　63
神経細胞　133
神経線維の分類　65, 66
神経伝達物質　137
振せん術　28, 36, 52, 81
真菌　58
深部痛　64
新脊髄視床路　71
鍼管　23, 30, 35, 36
鍼脚　2
鍼尖　2
　──転移法　31
　──の形状　8, 9, 11
鍼体　2
　──径　5, 6, 11
　──長　3, 4
鍼柄　2
腎　17

す

ステンレス鍼　9, 10
ストレス学説　129, 132
ストレス反応　126
ストレッサー　126, 130, 132
スパイク　135
スリオロシ形　8, 9, 11
スワブ法　60
水素イオン　69
水平圧　26, 27, 35
水平感染　57
出内の補瀉　46
垂直圧　26, 27, 35
垂直感染　57, 59
錐体路　141
随鍼術　30, 52

髄鞘　73, 136
杉山和一　9, 23, 34

せ

セロトニン　69
施灸法　45
施灸を避ける部位　51
井穴　91
性行為感染　59
清拭方法　61
静止電位　134
脊髄　141, 142
　──神経　133, 154
切皮　25, 30
接触感染　57
接触鍼　33
舌咽神経　08, 151, 152, 155, 156
絶縁性伝導　136
舌下神経　151, 156
仙骨神経　154
仙髄　142
浅深の補瀉　47
洗浄　60
穿皮　25
旋撚刺法　27
旋撚術　28
腺毛　37
潜伏感染　57
線維化　124
線香　39
全か無の法則　135
全身適応症候群　126
前駆物質　97
前揉法　24, 25
前脊髄視床路　77, 80
前庭神経　151
前頭葉　144

160

索引

そ

咀嚼筋　151
臓腑　14
側頭葉　144

た

ダイノルフィン　97
打鍼法　8, 23, 24
打膿灸　41
唾液分泌中枢　142
体温調節中枢　143
体性感覚野　144
体性神経線維　71
体性痛　63, 64
体性-運動反射　84
体性-体性反射　94
体性-内臓反射　85, 87, 93, 94, 112
対光反射　94
　——中枢　142
大瀉刺　15
大鍼　12, 21
大脳　148
　——基底核　144
　——の機能局在　145
　——皮質　143
高木健太郎　128
竹鍼　1
脱分極　135
卵形　8, 9, 11
単球　120
単刺術　28
単シナプス反射　82
短刺　19, 22
弾入　25, 30

ち

チアノーゼ　56
チネオール　37
知覚過敏帯　88
知熱灸　40
遅速の補瀉　46
散り灸　38, 44
蓄尿作用　108
中国鍼　6, 7, 11, 24
中心後回　144
中枢神経系　133, 141
中脳　142
　——中心灰白質　98, 99
長鍼　12, 13
跳躍伝導　136
聴覚野　144
聴神経　151
直刺　27
直鍼刺　19, 22
直接伝播　62
直流通電　53
鎮痛物質　97
鎮静作用　101

つ

痛覚　73

て

鍉鍼　12, 13, 36, 77
ディスポーザブル鍼　11, 54
デルマトーム　154, 156
抵抗期　127
提按の補瀉　46
転調作用　101
伝達物質　111

と

トーヌス　106
　——亢進　115
ドーパミン　69
投射痛　71, 73
逃避反射　84
透熱灸　42, 43, 113
糖尿病　118
糖尿病患者　62
頭頂葉　144
同期化　148
動眼神経　107, 108, 150, 155
動揺　19, 45
瞳孔括約筋　107, 108
瞳孔散大筋　107
貪食作用　121

な

ナトリウムイオン　135, 139
ナロキソン　98, 104
内因性オピオイド　97, 98, 104
内因性鎮痛機構の分類　100
内因性発痛物質　69
内因性モルヒネ様物質　97
内耳神経　151, 155
内臓牽引痛　96
内臓痛　63, 72
内臓-体性反射　86
内臓-内臓反射　85, 87
内調術　28, 30, 36
中谷義雄　91
成田夬助　92

索引

に

ニコチン性受容体　115
ニューロン　133, 137, 138
二次運動野　144
二次痛　67, 72
二重支配　106
肉芽腫性炎症　123

ね

熱感　116
熱痛　75
撚鍼法　6, 9, 23, 24, 34

の

ノーバート・ウィナー　125
ノゲ形　8, 9
ノルアドレナリン　110, 114
ノンレム睡眠　146, 148
能動的再吸収　140
脳幹　141, 142
　──の機能局在　144
脳神経　150
　──の特徴　153
脳波　146, 148
　──の分類　147
脳貧血　54, 56
膿瘍　119

は

ハンス・セリエ　126, 127
ハンダ式　3, 34
バイタルサイン　55
バイタルチェック　56
パチニ小体　77, 79, 81
波動化　121
肺　17
　──伸展受容器反射　86
排膿　15
梅花鍼　34
白血球　120, 121, 123
　──の遊走　117, 121
鍼通電　53, 72, 98, 130
鍼の刺激量　45
鍼の対象となる疾患　48, 52
鍼麻酔　95, 96, 103
　──の特徴　96
反射　82
　──弓　82, 93
反射作用　102
反射中枢　82
半月の押手　26
半刺　17
汎適応症候群　127
燔鍼　15, 16

ひ

ヒスタミン　69, 75, 122
びわの葉灸　42
日和見感染　57, 58
皮脂腺反射　91
皮質延髄路　141
皮質脊髄路　141
皮電点理論　91
皮内鍼　33, 34, 36
皮膚　17
　──切開　13, 15
　──反射　83
　──分節　88, 154
肥満細胞　122

非経口感染　59
飛沫感染　57
疲憊期　127
疲弊期　127
脾　17
鈹鍼　12, 13, 15
尾骨神経　154
表在痛　64
豹文刺　17
病原微生物　58

ふ

フレア　112
ブラジキニン　69, 74, 117, 118
ブローカ失語　148
ブローカ中枢　145
プロエンケファリン　97
プロオピオメラノコルチン　97, 1030
プロスタグランジン　69, 74
プロダイノルフィン　97
不顕性感染　57
不減衰伝導　136
府兪　14
負のフィードバック　131
浮刺　19
腐食　10
賦活睡眠　146
副交感神経系　105
副交感神経の興奮　108
副作用　56
副刺激術　29, 54
副神経　152, 156
副腎髄質　107, 113

162

索引

副腎皮質刺激ホルモン　126, 130
　　——の前駆物質　103
腹証　23
輻射熱　44
藤田六朗　91
物理的刺激　10
物理療法　10
振子鍼　33
分刺　15
分肉の間　15

へ

ヘーリング・ブロイエル反射　86
ヘッド帯　88, 90
ベル・マジャンディーの法則　141
平滑筋　107
砭石　1

ほ

ホメオスターシス　125, 129, 131
ポリモーダル受容器　64, 67, 68, 72
補法　25, 46, 47, 52
舗床化　121
穂　2
穂先　2
報刺　18
鋒鍼　12, 13
傍鍼刺　18
膀胱反射　86
発赤　112, 116

ま

マイスナー小体　76, 81

マクロファージ　119
マッケンジー帯　88
摩擦鍼　33
膜電位　134
松葉形　9, 23
末梢神経系　133
満月の押手　26
慢性炎症　123
慢性肝炎　59
慢性非特異性炎症　123

み

ミエリン　73, 134
御園意斉　9, 23
脈　17

む

ムスカリン性受容体　115
無痕灸　41, 42, 44, 76
無症状感染　57
無髄神経線維　65, 72, 99
迎え鍼　54

め

メルケル盤　76, 81
迷走神経　108, 113, 152
滅菌　60
　　——バッグ　61

も

毛刺　15
毛茸　37
毛鍼　5
毛包受容器　76, 81
毛様体筋　108
艾　37, 38, 41
　　——の鑑別　39

　　——の燃焼温度曲線　44

や

焼き鍼　15, 16
柳葉形　9, 23, 24

ゆ

兪募配穴　19
輸穴　16
輸刺　16〜18, 22
有害事象　56
有痕灸　40, 75
有髄神経線維　65, 72, 99
有髄線維　134
誘導作用　101, 102
優位半球　148

よ

ヨモギ　37
用鍼の補瀉　46
揚刺　19, 22
揺動補瀉　52
腰神経　154

ら

ラビング法　60
ランビエの絞輪　134, 136
絡刺　14
絡脈　14, 15
　　——の病　14
乱鍼術　29

り

リケッチア　58
リンパ球　120, 122, 123
立毛筋　106

163

索引

竜頭　2
　——式　3
両側性伝導　136
良導絡理論　91

る

ルフィニ終末　76, 81
流注　46

涙腺　107

れ

レイリー現象　127, 132
レム睡眠　146, 148
　——の特徴　147
冷受容器　64, 68
冷痛　75

ろ

ローラー鍼　33

わ

腕神経叢　155

【編著者略歴】
王　暁明　医学博士
　1982年　中国遼寧中医薬大学中医学部卒業
　1983年　中国遼寧中医薬大学鍼灸学院助手，講師
　1991年　中国遼寧中医薬大学大学院鍼灸修士課程，中医基礎理論博士課程修了，医学博士
　現在　　鈴鹿医療科学大学鍼灸学部准教授
　　　　　中国遼寧中医薬大学客員教授

浦田　繁　鍼灸学博士
　1994年　明治鍼灸大学卒業
　1999年　明治鍼灸大学大学院博士課程修了
　同年　　明治鍼灸大学助手
　現在　　鈴鹿医療科学大学講師
　　　　　同・附属鍼灸センター副センター長

○×トライアル　はり理論・きゅう理論　　ISBN 978-4-263-24218-6

2007年9月20日　第1版第1刷発行

　　　　　　　　　　　　編著者　王　　暁　明
　　　　　　　　　　　　　　　　浦　田　　繁
　　　　　　　　　　　　発行者　大　畑　秀　穂

発行所　**医歯薬出版株式会社**

〒113-8612 東京都文京区本駒込1-7-10
TEL. (03)5395-7641(編集)・7616(販売)
FAX. (03)5395-7624(編集)・8563(販売)
http://www.ishiyaku.co.jp/
郵便振替番号　00190-5-13816

乱丁，落丁の際はお取り替えいたします　　印刷・壮光舎印刷／製本・愛千製本

© Ishiyaku Publishers, Inc., 2007. Printed in Japan ［検印廃止］

本書の複製権・翻訳権・上映権・譲渡権・貸与権・公衆送信権(送信可能化権を含む)は，医歯薬出版㈱が保有します．

JCLS ＜日本著作出版権管理システム委託出版物＞
本書の無断複写は，著作権法上での例外を除き禁じられています．複写される場合は，そのつど事前に日本著作出版権管理システム(FAX. 03-3815-8199)の許諾を得てください．

○×問題に答えながら短期間で学習効果が上がる大好評の参考書!

○×問題でマスター 解剖生理

◆石橋治雄（帝京大学名誉教授） 編著
◆B6判　224頁　定価2,310円（本体2,200円 税5％）

やさしい○×問題に解答していくことでいつのまにか解剖生理の知識がマスターできるように編集．多忙な学生さんがいつでもどこでも学べるようにハンディなサイズで2色刷り．問題の作成にあたっては今までの国家試験問題を精選し各種の国試ガイドラインも検討．

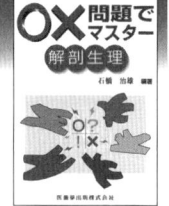

ISBN978-4-263-24191-2

○×問題でマスター 生理学

◆佐藤昭夫（元人間総合科学大学教授） 監修
◆B6判　252頁　定価2,415円（本体2,300円 税5％）

本書は，やさしい○×問題に解答していくことでいつのまにか生理学の知識がマスターできるように編集．多忙な学生さんがいつでもどこでも学べるようにハンディなサイズで2色刷りにしてある．問題の作成にあたっては過去12年間の国家試験問題を精選し各種の国試ガイドラインの検討も行ってある．

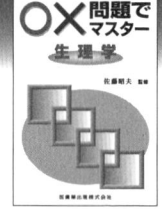

ISBN978-4-263-24199-8

○×問題でマスター 病理学

◆田中順一（洛和会音羽病院）　柳澤昭夫（京都府立大学大学院医学系教授） 編著
◆B6判　250頁　定価2,415円（本体2,300円 税5％）

やさしい○×問題に解答していくことでいつのまにか広範な病理学の知識がマスターできるように編集．多忙な学生さんがいつでもどこでも学べるようにハンディなサイズで2色刷りにしてある．問題の作成にあたっては過去の国家試験問題を精選し各種の国試ガイドラインの検討も行ってある．

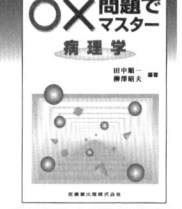

ISBN978-4-263-24215-5

○×問題でマスター 薬理学

◆大和谷 厚（大阪大学大学院医学系教授） 編著
◆B6判　194頁　定価2,100円（本体2,000円 税5％）

やさしい○×問題に解答していくことで，難しいと考えられている薬理学の知識が，いつのまにかマスターできるように編集．多忙な学生さんがいつでもどこでも学べるようハンディなサイズにし，添付の下敷きを使うと穴埋め問題となるように2色刷りにした．

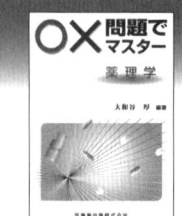

ISBN978-4-263-24195-0

●弊社の全出版物の情報はホームページでご覧いただけます．http://www.ishiyaku.co.jp/

医歯薬出版株式会社／〒113-8612 東京都文京区本駒込1-7-10／TEL.03-5395-7610　FAX.03-5395-7611

2007年9月作成 TP